瑜伽精练

身心压力释放指南

The Yoga Healer
remedies for the body, mind, and spirit

[英] 克里斯汀·伯克（Christine Burke）／ 著

邱爽 ／ 译

人民邮电出版社

北 京

图书在版编目（CIP）数据

瑜伽精练：身心压力释放指南 /（英）克里斯汀·
伯克（Christine Burke）著；邱爽译. -- 北京：人民
邮电出版社，2020.1
（悦动空间. 瑜伽）
ISBN 978-7-115-52231-3

Ⅰ. ①瑜… Ⅱ. ①克… ②邱… Ⅲ. ①瑜伽—基本知
识 Ⅳ. ①R793.51

中国版本图书馆CIP数据核字(2019)第223953号

版 权 声 明

- ◆ 著 ［英］克里斯汀·伯克（Christine Burke）
  译 邱 爽
  责任编辑 李 宁
  责任印制 陈 犇
- ◆ 人民邮电出版社出版发行 北京市丰台区成寿寺路 11 号
  邮编 100164 电子邮件 315@ptpress.com.cn
  网址 http://www.ptpress.com.cn
  天津画中画印刷有限公司印刷
- ◆ 开本：700×1000 1/16
  印张：11.25 2020 年 1 月第 1 版
  字数：173 千字 2020 年 1 月天津第 1 次印刷
  著作权合同登记号 图字：01-2018-1397 号

定价：59.00 元
读者服务热线：(010)81055410 印装质量热线：(010)81055316
反盗版热线：(010)81055315
广告经营许可证：京东工商广登字 20170147 号

内容提要

随着生活节奏的加快，我们面对的工作压力和生活压力也在不断升级，身体时常会出现各种预警。本书作者为此精心挑选了一些可以缓解压力、减轻疼痛的瑜伽体式，读者可以有针对性地根据自己的需求进行选择。如果你有腰酸、头痛、胀气等身体不舒服的情况，可以阅读本书第1章；如果你有焦虑、易怒、抑郁等困扰，可以阅读本书第2章；第3章列出了一些可以提升幸福感和创造力的体式；第4章是一些完整的迷你序列，可以让你在短时间内恢复精神、释放压力。

瑜伽是一种很好的放松方式，感觉生活节奏快、压力大的读者可以尝试练习，特别是久坐办公室、整日里对着计算机的读者。

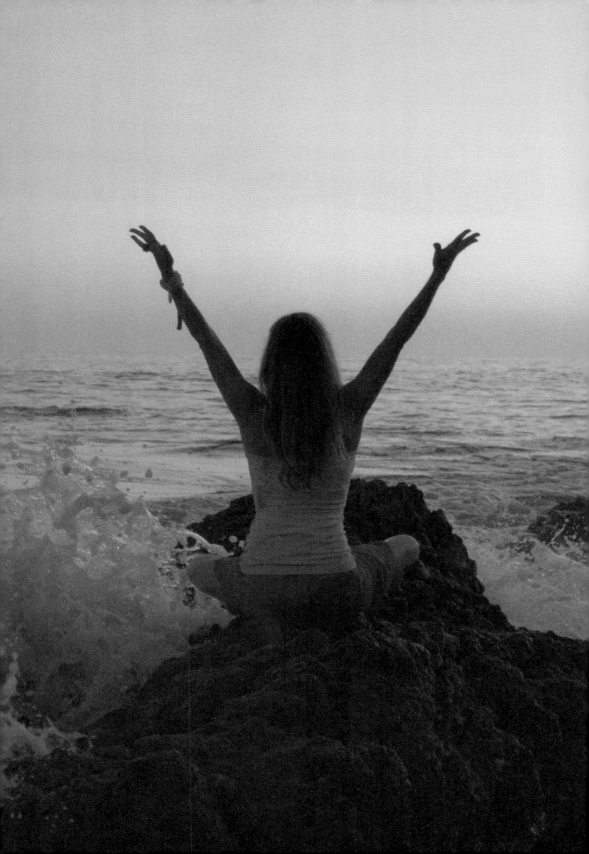

这本书献给我的家人和我的学生，他们始终激励着我；献给我的母亲，感谢她对我的信任和爱；献给我的父亲，是他给予我寻找自身更深层次力量的鞭策；献给我的丈夫，感谢他的智慧、善良和耐心；最后还要献给我的克莱门汀——我的天使，我的大师。

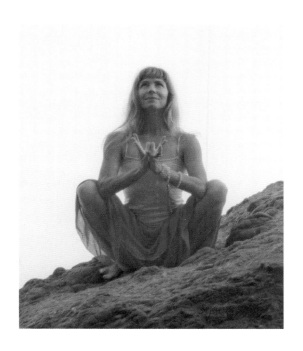

重要的安全提示

请注意，本书中包含的与身心健康相关的信息和作者的观点不能代替医疗人员的专业建议。如果您患有疾病，或者担心您哪个方面有健康问题，以及如果您怀孕了，请在练习之前寻求医生的建议。出版商和作者对本书中提出的建议或体式所导致的任何伤害或疾病概不负责。

目 录

第1章
身体的修复
由上至下 **28**

引 言

瑜伽这一运动相当古老，它已经有大约 6000 年的历史了，但是在今天，它的普及速度比"合十礼"还要更快一些，这是因为瑜伽的主题和练习方式都不受空间和时间的限制。几十个世纪以来，虽然这个世界发生了巨大的变化，但是人性基本上是保持不变的。一直以来，我们都在追求人与人之间的联系和爱，追求健康和富足，追求内心的平静和愉悦。

瑜伽对身体和心灵有着诸多好处。瑜伽练习能够改善形体和姿态，强健肌肉，提高身体的灵活性和能量水平，降低血压，减少受伤的可能性，增加肺活量，缓解压力和焦虑，使人头脑清醒。如果列一张关于瑜伽好处的表格，那么除了上述这些，还有很多项呢！虽然在西方国家人们关注最多的是瑜伽的各种身体姿态，但它们好比梯子上的台阶，指向的都是瑜伽的最终也是最初的目标，即"解脱"，或者叫作"解放"。对于"解放"这个词的解释有很多，而本书的写作目的则是希望你能思考一下"解放"对于这一时刻的你来说意味着什么，以及"解放"的感觉会给你的生活带来哪些积极的影响。

我们都有过艰难的时刻，经历过极大的压力、人生的损失，遭受过身体上暂时的或慢性的痛苦，并且在很多时候，我们的心情也并不是那么愉快。那么，如果我们能在日常生活中随身携带一个工具包，里面装满了应对身体、思想和精神等问题所需要的所有东西，岂不是很棒？如果这种应对措施不会产生一系列可怕的副作用，甚至都不需要花费太多金钱和消耗大量时间，那岂不是太了

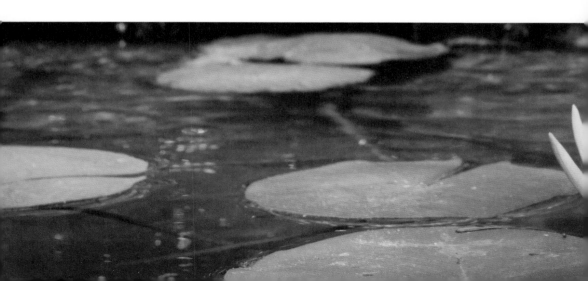

不起了？如果你每天仅用 15 分钟的时间就能改善一天的身心状态，那岂不是绝妙？如果你的答案是"是的"，那么这本书便非常适合你，它会使你的生活变得更加美好。它将会成为你的好伙伴，同时也是你生活的指导者。

想象一下，如果你可以消除那些令你腰酸背痛或紧张性头痛的因素，以及那些令你灰心丧气、悲观失望的因素，那么你便具备了自己治愈伤痛的能力，能够自己恢复身心的平衡，在一瞬间让你的身体朝好的方向发展。你可以体会自己的感觉，而不是让自己的感觉去控制你，这样可以避免产生更多的厌弃感和冲突。这就是瑜伽之美。通过一些呼吸技巧或一些简单姿势的练习，你马上就能感觉到身体不适的状况有所好转，我将在本书中为你展示如何做到这一点。

哈他瑜伽经常被定义为一种艺术，

同时也是一门科学，一门关于我们只要正确进行呼吸（调息）、练习特定的姿势（体式）、聆听心灵的声音（冥想）就能产生一定好处的科学。瑜伽的艺术性在于，我们能够使用瑜伽提供的方法来表达个人的感受，就像画家使用画笔一样，到今天为止，世界上没有两幅完全相同的画作。

这本书中介绍的瑜伽正是我在练习和教授的哈他瑜伽。本书在传统瑜伽的基础上，汇集了所有瑜伽的精华部分，用经验、爱、幽默和激情精心制作而成。我已经和数千位学员一同分享过瑜伽的精妙之处，幸运的是，我每天都能见证他们的成长和转变。当你拿起这本书的时候，你会倍感轻松，暂时抛弃那些让你痛苦的事情。在读这本书的过程中，希望你能感到放松和愉快，希望本书能为你的生活带来更多的健康和美好。

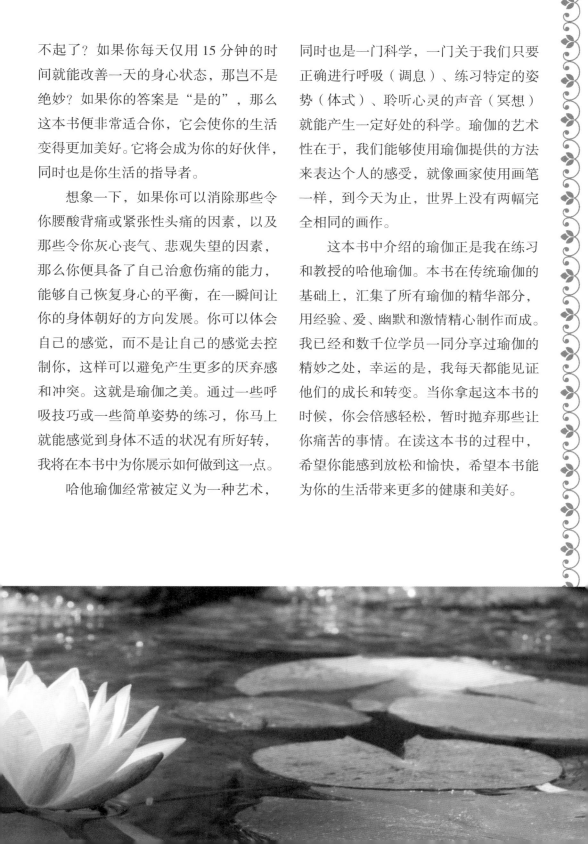

如何使用这本书

有规律的瑜伽练习能够改善身心状态、增强个人的存在感。如果可以的话，你很有必要考虑将传统的 1~2 小时的瑜伽练习纳入你的日程表中；从这些十分简单而又连贯的练习中，你能得到更多。因此，千万不要小看那几分钟的专注对你的健康和外表产生的巨大影响。

获得本书的精华

本书介绍的内容可以用来进行针对性的缓解，你只需要翻到相应的章节并加以练习即可。

当然，在正式开始之前，你也可以先进行一系列的热身运动（见第 18 ~ 24 页）。如果你将要使用的方法中包括一些更加深入或需要更加用力的姿势，那么进行热身运动便尤为重要。在本书中，我也会在相应的方法中强调热身的重要性。

在做完治疗动作后，通过一系列的放松运动（见第 25 ~ 27 页）你原本紧张的肌肉会得到进一步放松，晚上也能够睡个好觉。

"重要体式"这一部分（见第 11 ~ 15 页）描述了一些本书中出现频率较高的基本体式，熟悉这些体式和动作要点会对你大有益处。

本书还提供了对一些重要概念和训练的解读（见第 16 ~ 17 页），以便于你能够更好地理解为什么这些内容要重点讲解，以及它们究竟有什么好处。

开始练习瑜伽吧！

瑜伽运动最棒的一点就是，你可以在任何时候和任何地点进行练习。话虽如此，但是一些器材可以让你在练习瑜伽时更加轻松，也更加舒服，例如瑜伽垫、瑜伽毯、瑜伽枕、瑜伽砖和瑜伽背带等。穿上你在平时锻炼时会穿的衣服，这些衣服通常没有拉链和扣子，极为舒适。自由发挥你的创造力，千万不要让缺少器械阻碍你练习瑜伽的脚步。记住，有呼吸就有瑜伽。当然，你也可以在网上或当地的瑜伽馆中寻找你需要的器材。

重要体式

这些体式将会在本书中一遍又一遍地出现，因此，你马上就能够认出它们。

手杖式

坐在瑜伽垫上，双腿并拢向前方伸直，双脚向内弯曲（脚趾指向天空）。从坐骨往上伸展躯干，不要塌腰。双手放在臀部两侧，手掌或指尖接触地板。手臂可以弯曲，也可以伸直。脊柱保持竖直，尽量压低双腿直到与地面相接触（右上图）。如果你的下背部被拉伤，那么坐在一张折叠毯上会让你觉得更加舒服（右下图）。

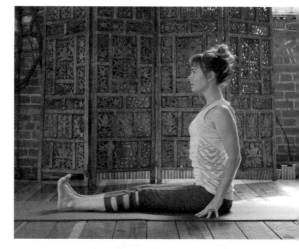

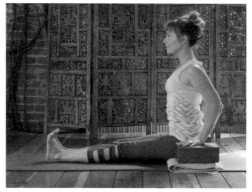

凝视点

将你的视线聚焦于一点，以此提高注意力和平衡感，从而培养平和的心态。

山式

竖直站立，双脚分开与肩同宽，手臂用力向两侧伸展。将力量平均分配在双脚上，由内到外，由脚掌到脚后跟。绷紧双腿，在前方不远处的水平视线上为自己设定一个凝视点。打开胸腔，肩部向后、向下沉。

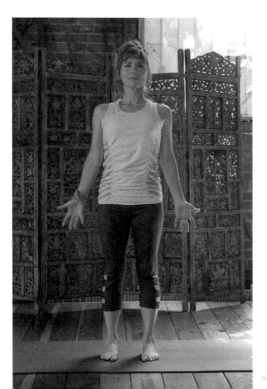

简易坐式和至善坐式

这两种坐式经常用于冥想和呼吸。

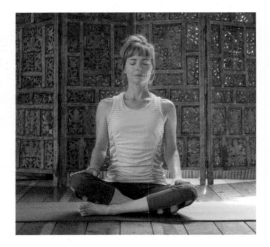

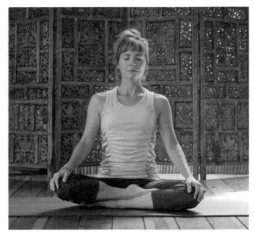

对于简易坐式，首先以手杖式坐在垫子上，双腿并拢伸向身体前方。弯曲一条腿，并将它移向你的身体。然后，弯曲另一条腿，交叉放置于第一条腿上。双腿在小腿处交叉；当你向下看时，应当能够在双腿间看到一个三角形。双脚和骨盆之间保持一段让你感觉舒适的距离。你也可以坐在一张折叠毯上，这样可以避免给下背部带来太大的压力；或者在膝盖下方放一块瑜伽砖，以获得更多支撑。

至善坐式（这是一种进阶体式）和简易坐式开始的动作相同，但是当你弯曲第一条腿的时候，要尽量将脚向里贴近对面的大腿；弯曲另一条腿时，将脚挤进另一侧的大腿和小腿之间，就像要把你的脚藏起来一样。

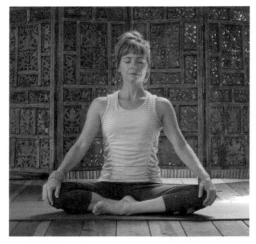

从这本书中，你能够找到的另一个动作是"放松的至善坐式"。与至善坐式相比，做这个动作时双腿将会打得更开，双脚也不需要挤进弯曲的腿之间，而是使双脚的脚后跟位于同一条直线上并置于身体前方。

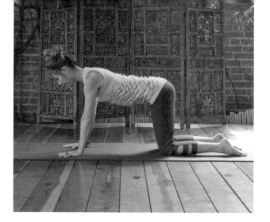

四脚板凳式（又叫牛式）

简单地用双手和双腿支撑地面，手指张开，放在肩部正下方的地面上。绷直脚背并使之贴紧地面，双膝位于臀部的正下方。虽然与其梵语本意最接近的名称是"牛式"，但在这个体式中，你的背部是平坦的，而不是弯曲的（见第42页）。

站立前屈式

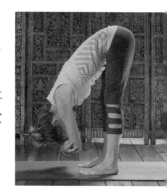

由山式开始，双脚并拢或与髋同宽，将双手放在臀部。吸气，呼气时朝着地板的方向向前下弯身体。自臀部开始向下弯曲，将臀部和脚踝竖直对齐。双手互握住对侧肘部，或者放在脚趾边缘的地板上。保持双腿伸直，将肩胛骨用力压入背部，使它们远离你的耳朵。

下犬式

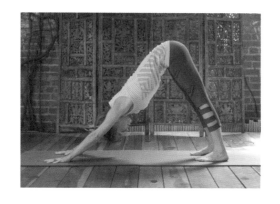

双手和双膝的动作可以从牛式开始，头部位于肩部的正下方，手指像海星一样用力张开，双膝位于臀部的正下方。放松肩胛骨之间的部位（就像吊床一样），用力提升肚脐。双手不动，双臂向内用力，唤醒肱二头肌和肱三头肌。吸气，抬高臀部，伸直双腿。将胸部压向双腿，脚后跟压向地板。旋转双肘，使两肘部内侧相对。如果你的双肘非常灵活，甚至两个肘关节可以对靠在一起，那就稍稍向外弯曲双肘，直到看上去手和眼睛在同一条直线上，这样可以收紧手臂的肌肉，同时保护肘关节。

儿童式和婴儿式

对于儿童式（右上图），开始时用双手和双膝支撑身体，双脚大脚趾叠放在一起，双膝分开略比胯宽。呼气，将肚脐用力顶向你的脊柱，背部向上弓起来，同时臀部放松，慢慢地坐向脚后跟。这个动作将为你的腰部创造更多的空间。一旦坐定，后背自然放平，身体逐渐陷入这个体式之中。前额点地，下巴收拢，后颈伸长。双臂向前延伸，双手平放在地板上，手指像海星一般大大地张开；或者将双臂放在双腿两侧，双手掌心朝上，置于接近脚后跟的位置。

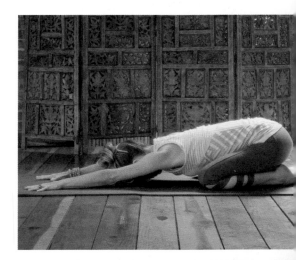

如果臀部位置较高，或者头部无法接触地面，可以将折叠毯或者瑜伽砖放在前额下面。如果感觉膝盖不舒服，可以用瑜伽枕或者折叠毯来支撑：将它拉向骨盆，躯干凭借头部的支撑转向一侧；双臂可以放在身体两侧，掌心朝上，或者双臂前伸，弯曲手肘，"抱住"瑜伽枕（见第114页）。如果你的膝盖仍然不舒服，卷起一张毯子、一条毛巾或者一件衣服，在臀部下落之前将它们紧贴在你的膝盖后面。

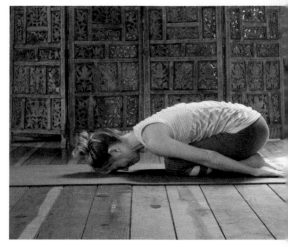

对于婴儿式（右下图），同样也是以双手和双膝支撑的动作开始，但在肚脐顶向脊柱、臀部放松下坐之时，双腿呈现并拢姿态。和儿童式相同，你可以将双臂向前伸展，也可以向后放在双腿两侧，掌心朝上。

膝碰胸式

仰卧，弯曲双膝，将膝盖拉向胸部。双手从外侧环抱小腿，在感到舒服的情况下尽可能地使膝盖靠近胸部。保持肩胛骨和头部一直与地面接触。

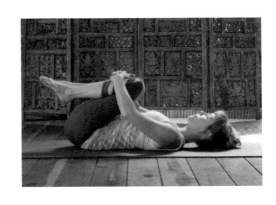

仰卧脊柱扭转式

仰卧，将你的膝盖拉近胸部。左手轻放在右膝盖上，右手手臂向右侧展开，与肩同高。将臀部轻轻地向右扭转，呼气，将右膝拉向左侧，而头部转向右侧。保持肩胛骨一直与地面接触，胸腔打开，面向正上方。在另一侧做相同的动作。这个体式也被叫作仰卧鱼王式。

摊尸式

仰卧，保持头部与脊柱在一条直线上。双腿分开，略比肩宽，双脚自然地张开。手臂向两侧展开（距离身体大约20厘米），掌心朝上。闭上双眼，自然地呼吸、放松。

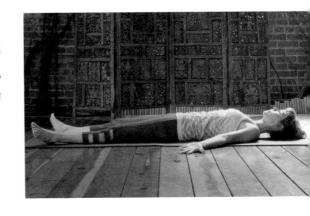

重要的概念和训练

稳定、清醒、轻快和内在的喜悦。

——《瑜伽经》，帕坦伽利

学习呼吸技巧、瑜伽手印或者收束法和学习体式是一样的，都需要耐心和好奇心。慢慢来，放轻松，随着时间的推移，你很快就能掌握它。这不是什么需要克服的困难，而是需要你去用心充分体验的东西。

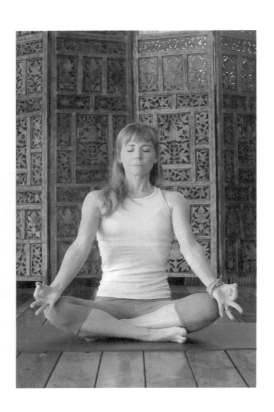

调息法

这是一种通过使用不同的技巧来控制呼吸，从而达到特定目的（如放松，补充能量，平衡身体、心灵和精神）的练习。除了本书中提到的方法外，还有很多调息的技巧，但是书中的这些都是我在教学和个人练习中经常用到的，是一些必备的基础方法。

瑜伽手印

瑜伽手印指的是双手和手指为了达到特定的目的而摆出的固定姿势，本书介绍了不同水平的多种手印。一方面，手指的位置和手指间的关系变化会刺激身体中的神经末梢和能量通道（经络），这将产生与按摩、针灸和调息类似的效果，也就是以特定的方式为身体补充能量；另一方面，也就是手印背后的深层含义：一个手印宣告了我们正处于，或者正将自己封闭于一种特定的状态中，这种状态将给我们带来更多的能量，使我们更有活力。手印已经在许多文明中流传了上千年，甚至在我们的日常交谈中也会被不经意地使用，手指讲述了我们内心的故事。

当然，瑜伽中也有一系列的身印，本书中描述了其中几种。身印指的是为巩固特定的能量而呈现出的身体姿态，

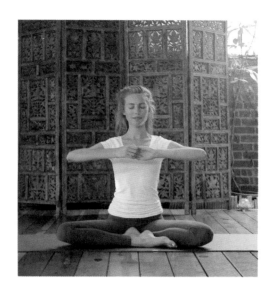

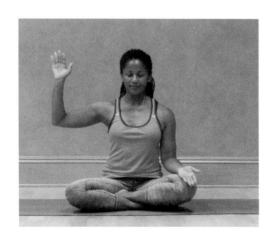

包括了整个身体，而不仅仅是手指。

收束法

收束法意为封锁身体的气息和能量，你可以将它理解成将身体封锁在纯净、善良和光明之中，去治愈那些身体正在忍受的痛苦。收束法可以在各个方面提高瑜伽练习的效果，具有颇多的益处。它可以帮助练习者培养专注力，提高感知力，让体式变得更加轻松和平衡，调节身体内部系统，调节新陈代谢。另外，它也有益于身体的排毒和消化。3种主要的收束法分别是会阴收束法（拉升盆腔底部）、收腹收束法（也被称为飞行锁）和收颌收束法，将这3种收束法结合在一起便是大收束法（三锁术）。

热身运动

在进行本书中的任何一种练习之前，你都可以用以下这3种不同的热身运动进行热身。动作最简单的是拜日式B式，经典拜日式是中等难度水平，拜日式A式则包括了极复杂的动作。

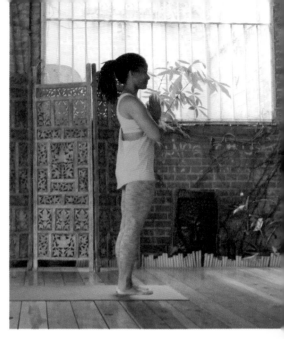

拜日式B式

1 以山式（见第11页）站立，双脚并拢或与髋同宽，双手于胸前合十，呈祈祷的姿势。

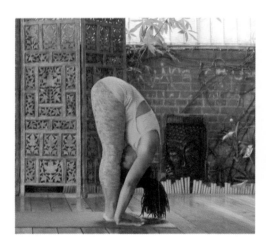

4 呼气，身体前屈，再次进入站立前屈式。

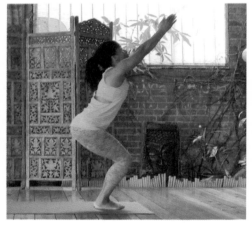

5 吸气，双臂向前向上抬升，臀部、膝关节和脚踝弯曲，在后背下沉的同时向前向上伸展你的躯干。呼气，保持手臂和耳朵在一条线上——不要让双臂来回晃动。这个体式叫作幻椅式或力量式，保持这个姿势1～3次呼吸的时间。

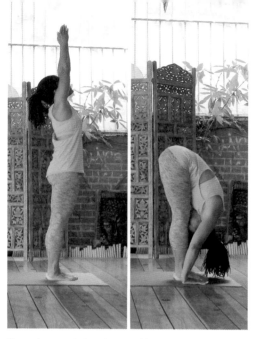

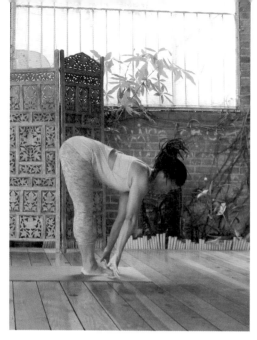

2 吸气，双臂从两侧向上伸展，直到举过头顶。呼气，上半身向前向下弯曲，进入站立前屈式（见第 13 页）。如果你感觉背部紧张，可以稍稍弯曲膝关节。

3 吸气，提升胸部，伸长脊柱。双臂伸直，双手接触地面或置于小腿处。这是半站立前屈式。

6 再次吸气，躯干向上伸展直至竖直站立，将身体的重量坚实地压在双脚上，双臂向天空的方向伸直。呼气，双手再次合于胸前，呈祈祷姿势。根据呼吸的节奏重复上述动作，至少做 5 组。

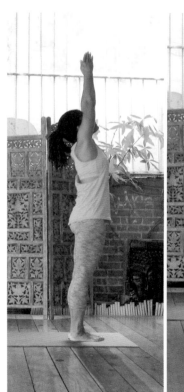

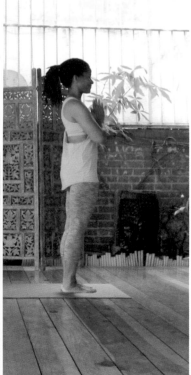

拜日式 A 式

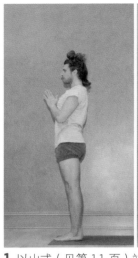
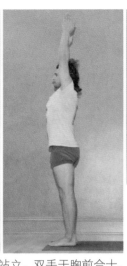
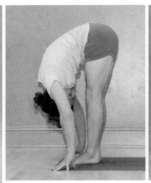
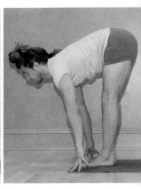

1 以山式（见第11页）站立，双手于胸前合十，呈祈祷姿势。吸气，双臂从两侧向上伸展，直到高举过头顶。

2 呼气，身体前屈，进入站立前屈式（见第13页）。

3 吸气，抬高你的胸部，伸长你的脊柱。双臂挺直，双手与地板接触，或者置于小腿处。这是半站立前屈式。

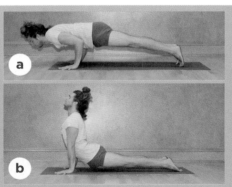
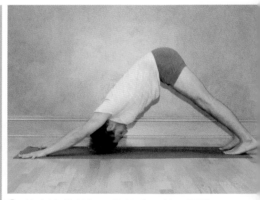

步骤4和步骤5的变式：呼气，从半站立前屈式直接跳到低平板支撑式，停在距离地板数厘米的地方。手肘弯曲，上臂和地板平行（a）。双手用力推地板，吸气，胸部向前拉伸，双臂挺直，尽量将双腿抬离地面。调整双手的位置，脚尖向下接触地面。这是上犬式（见第152~153页）（b）。

6 从上述的任何一种体式开始，脚趾回勾，呼气进入下犬式（见第13页）——抬高臀部，将胸部尽可能地压向大腿处，脚后跟尽可能地压向地板。确保核心力量的稳固，保持这个姿势1~3次呼吸的时间。

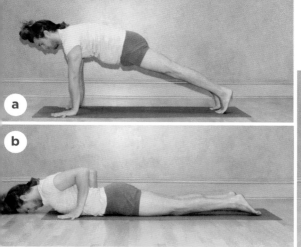

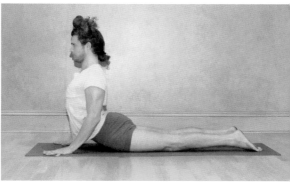

4 屏住呼吸，向后退一步，进入高平板支撑式（见第103～104页）（a）。这时，你的双手应该放在双肘下方，双臂挺直；前脚掌应该放在脚后跟下方，双腿挺直；身体从头部到脚后跟呈现为一条缓缓下降的直线。呼气，保持腹肌的收缩，手肘朝内，身体缓慢下降（b）。

5 确保双腿灵活，脚趾头紧贴地板，以臀部和盆骨为根基，吸气，上半身从地板慢慢向上抬起，进入眼镜蛇式（见第45～46页）。

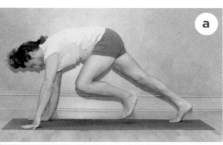

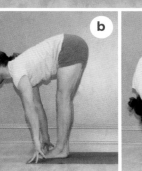

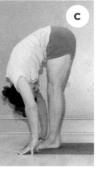

7 呼气，双腿向前迈出一步，或者直接跳到双手处（a）；吸气，向上拉紧身体进入半站立前屈式（b）；呼气，身体继续下弯进入站立前屈式（c）。

8 吸气，直立起身，双臂高高举过头顶（a）；呼气，双手回到胸前合十，呈祈祷姿势，进入山式（b）。上述动作重复做5～10组。

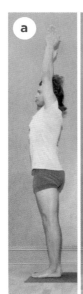

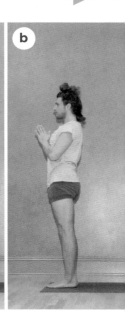

经典拜日式（拜日式 C 式）

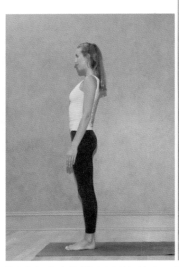 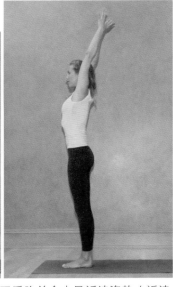 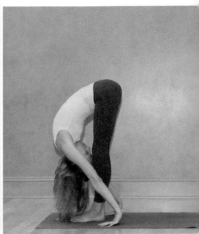

1 以山式（见第 11 页）站立。双手胸前合十呈祈祷姿势（祈祷手印），吸气，双臂由两侧向上伸展，直到高举过头顶；或者吸气，双手向下沉的同时勾起大拇指，随即向上举起。还可以把背部稍微拱起来，这样可能会让你觉得安全一些。保持腿部的紧绷，以及核心的稳固。

2 呼气，身体前屈，进入站立前屈式（见第 13 页）；如果你的背部较为敏感，可以稍稍弯曲膝关节。

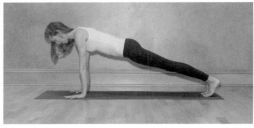 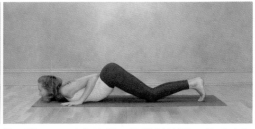

6 呼气，右腿向后退一步，进入高平板支撑式（见第 103 ~ 104 页）。你的双手应该放在双肘下方，双臂竖直，前脚掌应位于脚后跟下方，双腿挺直。身体从头部到脚跟呈现一条缓缓下降的直线。

7 呼气，同时将膝盖下降接触地面，然后胸部和下巴依次接触地面。

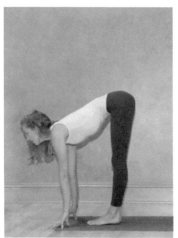 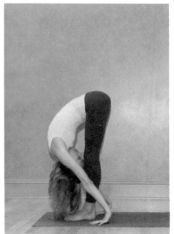 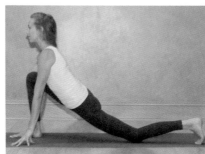

3 吸气，抬升胸部，伸展脊柱，使后背放平。双臂挺直，双手接触地面，或置于小腿处。这是半站立前屈式。

4 呼气，身体前屈，再次进入站立前屈式。

5 吸气，右腿弯曲，左腿向后退一步，膝盖着地。保持双手放在地面上，或者举过头顶，稍稍向后伸展。

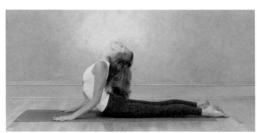 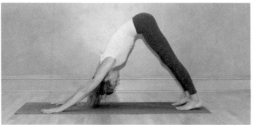

8 吸气，胸部向前向上滑动伸展，进入眼镜蛇式（见第 45 ~ 46 页），下腹部、骨盆和双腿紧紧压在地面上。如果感到舒服的话，伸长你的脖子，头部随之向后仰。如果这样不舒服，直视前方即可。

9 呼气，身体向后压，进入下犬式（见第 13 页）——抬高臀部，将胸部尽可能地压向大腿处，脚后跟尽可能地压向地板。保持核心力量的稳固。

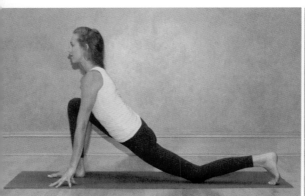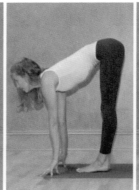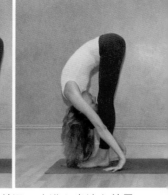

10 吸气，右脚向前迈一步，落在双手之间。双手可以保持不动，也可以高举过头顶。呼气，双手放回到脚的两侧。

11 吸气，同时左脚向前迈一步进入半站立前屈式；呼气，上半身继续弯曲，进入完全的站立前屈式。

12 手臂由两侧向上抬高，或者向前勾起大拇指，带动手臂向上举过头顶。如果你的背部较为敏感，可以稍稍弯曲膝关节。

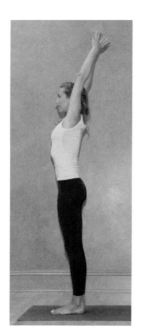

13 呼气，双手回到胸前合十，呈祈祷姿势(祈祷手印)，最后以山式结束。双腿交替开始，重复做5 ~ 10组。

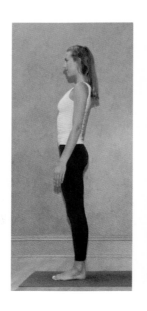

放松运动

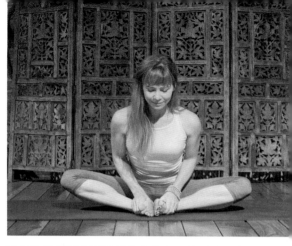

这些简易的动作能够使你的肌肉和精神放松下来，这样你才能迎接更为深远的身心的平和与安宁。

1 坐在地板或其他支撑物上，弯曲双膝，将双脚脚底合在一起，进入蝴蝶式（见第 70 页）。双手握住双脚脚掌，大拇指用力按压前脚掌上大脚趾和二脚趾之间，基本上是正中间的位置，我们的目标是这里最柔软的地方。按压这一穴位有利于缓解焦虑，放松身心。按住双脚，脊柱向上伸展直到头顶，臀部内收，向前方伸展。保持这个姿势并进行 3 ~ 5 次深远而缓慢的呼吸。

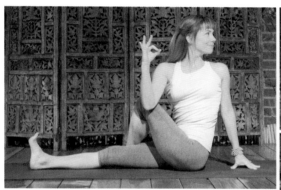

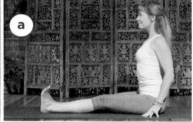

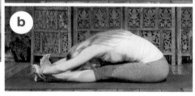

2 双腿向前伸出，进入半鱼王式（见第 66 页）。如果你的下背部有拉紧或者扭转的不适感，可以坐在一到两张瑜伽毯上。弯曲左膝，并将左腿跨过右腿，左脚放在右腿外侧的地板上。右腿向前伸出，脚后跟紧紧地压实地板，从而将整条腿压向地板。将左手手掌或者指尖放在背后的地板（或瑜伽砖）上，用来支撑身体。右臂向天空的方向高举，弯曲肘关节，并将肘部勾在左膝盖的外侧。在这个姿势下，你可以将大拇指和食指捏在一起，做一个智慧手印（目的是聚焦），也可以将手指张开。高高地坐起，凝视你的左肩；如果这个动作给你的脖子带来了太大的压力，那么正视前方即可。保持这个姿势 3 ~ 5 次呼吸的时间，然后放松，换身体的另一侧重复上述动作。

3 现在，双腿前伸，以手杖式（见第 11 页）坐在地板上（a），进入向西伸展式（见第 66 ~ 67 页）（b）。如果你使用了瑜伽毯，那就继续保持在毯子上。伸长你的脊柱，吸气，同时将双臂向上伸展。呼气，身体以臀部为轴上下对折，双手抱住双脚。如果你的背部非常敏感，或者腿筋感到紧绷，那么双手可以沿着双腿逐渐向前方移动，直到有明显的拉伸感又不会拉伤自己的程度为止。保持双腿灵活，双脚脚趾指向天空的方向。你的头部应该和脊柱在一条直线上，保持这个姿势 3 ~ 5 次呼吸的时间。

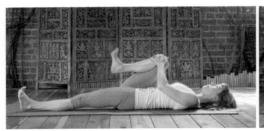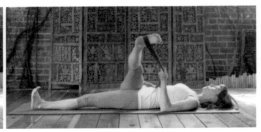

4 平躺，准备进入仰卧手抓脚趾伸展式（见第54～55页）。弯曲右膝，并将其拉向你的胸膛。左腿伸出，脚尖向上弯曲。保持这个姿势1～3次呼吸的时间，然后用右手的食指和中指扣住右脚的大脚趾，做出脚趾锁印（见第106页），并将右腿向上伸直。如果你不能伸直腿，那就用一条瑜伽带、毛巾或者一件T恤绕住右脚的脚心。左手握住瑜伽带的另一端，并将手的位置尽量放低，确保你的胸部处于打开的状态，这样你的肩膀就不会感到紧张。保持这个姿势5次呼吸的时间。

然后，将瑜伽带移到右手中，把你的左侧大腿牢牢地固定在左边，右侧大腿慢慢向右侧放松。确保两条腿和核心肌群的活跃。保持这个姿势3～5次呼吸的时间。

再一次抬起右腿，将瑜伽带转移到左手中，右腿向左跨过身体。右脚脚趾向上勾起，右脚与瑜伽带相互对抗，由上半身向外侧用力推出，以拉长腰部右侧，并加强拉伸的效果。保持你的下背部一直接触地板，并保持这个姿势3～5次呼吸的时间。

右腿回到中心位置，双手在胸前抱住右膝盖，然后换另一侧重复一遍上述动作。

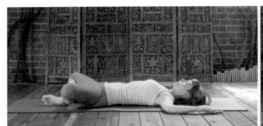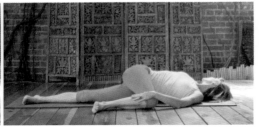

7 将双脚放在地板上，双脚脚心相对，双膝大大地张开，进入蝴蝶式。把手臂伸到肩膀的高度，如果你喜欢，可以弯曲手肘。如果你愿意，可以将头转向一侧，进行几次呼吸，然后再转向另一侧。

8 将你的右膝拉向胸前，伸直左腿并放在地板上，左手带动右膝向左侧跨过身体，进入仰卧鱼王式（见第15页）。向右侧伸出右手，与肩膀同高，并将头部也向右侧转动。保持这个姿势3～5次呼吸的时间，然后回到本部分起始姿势，换另一侧重复上述动作。

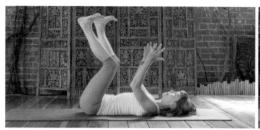 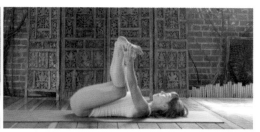

5 仰卧，向上抬起双臂和双腿，保持膝关节和手肘处的弯曲（布娃娃式），并转动脚踝和腕关节。1 分钟后，换一个方向再次转动。这个动作将会释放你关节处的压力和紧张感，你会感觉非常好！

6 抓住脚或脚踝，甚至也可以抓住膝盖后面的部位，进入快乐婴儿式。让脚踝处于膝盖的正上方，双膝大大地分开。双手将双腿拉向地板的方向，保持下背部与地板接触，保持这个姿势 3 ~ 5 次缓慢而愉快的呼吸的时间。

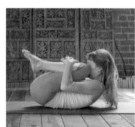 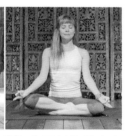

9 双手抱住双膝，并将它们拉近你的胸腔。呼气，将前额尽可能地贴近膝盖。在这里你要施加一个额外的压力，然后放松进入摊尸式（见 15 页），身体伸展开来，均匀地压在地板上——双臂距离身体大概 20 厘米，大腿内部和双脚自然地向两侧张开，闭上双眼。

10 你可以选择在坐式冥想中结束。让你的呼吸变得轻缓自然，释放出精神和身体上所有的压力吧！

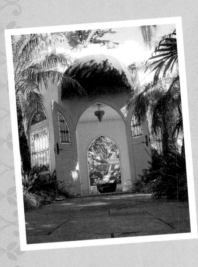

第1章
身体的修复

由上至下

身体

"人或动物的身体结构，包括骨头、肌肉和器官"

家

"动物栖息或躲避危险的地方，任何生物居住或者避
难的地方，天堂般的家园"

神圣

"有着高度价值的、非常重要的，值得极大的尊敬"

正如乌龟将它的家背在背上一样，我们的灵魂也在我们的体
内移动。瑜伽修炼者认为，身体是精神的容器。在一个充满了爱
和光明的地方，自然界神圣的空间之中，能量是非常充足的。你
可能会希望长时间地待在那种地方，甚至在那里生活。在最理想
的情况下，我们的精神会在我们的身体中过着舒适并且充满智慧
闪光的生活。但是，我们总是认为我们的身体超级棒，只有发现
事情不对劲的时候，我们才会注意到问题所在，只有保持清洁，
补充水分，不断滋养和保护身体这个神圣的空间，其中的能量和

光才能保持清新，并且充满活力。当我们开始照顾我们的身体、关注我们的健康的时候，我们也会因为那种专注的态度而发光。在自然界中，生态系统有着一种有机的、卓越的精确度和艺术感。我们的身体也有一张和谐和平衡的蓝图，这也是瑜伽之旅的一部分，目的是获得自我认知，从而能够感知我们自己内在的健康情况，并且激发身体自然的自我修复能力。

如果要与身体建立疗愈关系，首先我们就要承认自己是自然创造的奇迹，这一点也是瑜伽修行的前提。无论身体的状态如何，我们在使用自己的身体的时候，都能够找到更深层次的自由。

在这一章中，我将教你应用体式、手印（手的姿势）以及调息法（呼吸技巧）来缓解很多常见的身体问题。无论你的练习动作是复杂的还是简单的，只要有可能，就请从一个你能够接受并且好奇的地方开始练习。瑜伽是目标导向的，但是没有一个目标比当下保持"这是什么"的好奇心更加突出。不论你希望缓解自己的哪一种状况，都要专注于当下，敞开自己的心扉，接受各种可能正在等待着你的情况。

头痛

少一些思考，多一些呼吸

头痛可能是由很多原因导致的，不过据梅奥医学中心的说法，在头痛这一问题上最大的赢家应该是（掌声响起来）……紧张！好消息是，通过练习瑜伽，我们可以减轻紧张性头痛的影响，并且可以经常练习瑜伽来预防头痛。当我们身心平静的时候，我们高度紧张的神经系统会得到舒缓，重新恢复和谐宁静的心态，以进一步减轻紧张感和头痛。

1. 胜利呼吸法

双腿盘起，进入简易坐式或者至善坐式（见第 12 页），也可以坐在椅子上。将双手放在大腿上，手掌向上或向下均可，这取决于哪种姿势对你来说最为舒适。通过鼻子吸气，感觉就好像气流通过喉咙进入了你的身体。在这个过程中，你要做的是稍微调整自己的意识，轻轻地缩紧你的喉咙，体会一下这种感觉，倾听自己呼吸的声音，就像"呼呼"声，或者像海浪的声音一样。以同样的方式呼气，你可以听到同样的声音。如果你听不清自己的呼吸声，可以在呼气的时候张开嘴，就像是太阳镜脏了后要哈口气并将其擦干净一样。然后闭上嘴巴，再次尝试倾听呼气的声音。不用担心自己是否做对了，最重要的事情是集中精力呼吸，然后放松。

当你练习了几轮胜利呼吸法之后，可以加上手印。将你的拇指、食指和中指撮在一起，无名指向手掌心的方向折进去，小指向外伸出。双手都要做这个手印，然后掌心朝上，放在膝盖或者大腿上（下图）。连续地实行胜利呼吸法，中间可以有几次自然的呼吸，这样持续

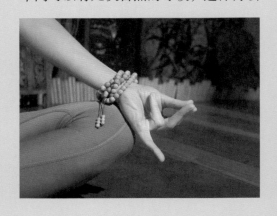

3~6分钟。如果可能的话，在这个过程中最好一直保持上述手印。如果你曾经练习过胜利呼吸法，那么就可以保持3~6分钟之后再进行休息。

调整动作：如果你倾向于采用一种更加简单的呼吸方式，可以把手放在腹部，进行腹式深呼吸。在一次次吸气和呼气的过程中，你可以感受到自己的手在随着腹部一同升高和降低。

2. 下犬式

没有什么比下犬式更能代表瑜伽的了。这里我们只关注它的诸多好处中的一种，那就是可以缓解头痛。当你的头垂下来、脖子伸展时，血液流向上肢，头脑变得清爽，脖子上的压力也通过重力释放了出来。你可能会异常开心，这一体式对身心都有所帮助！

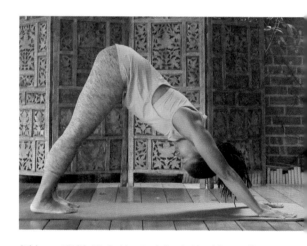

按照第13页的说明，在做下犬式动作时，你可能会感到肩膀受限、腿筋得到拉伸等——只要保持呼吸、姿势准确就好了。

如果你做这一动作时十分挣扎和紧张，或者你的肩膀感受到巨大的压力，你可以尝试下面的调整方法。如果你的肩部或者背部特别灵活，那就保持腹部肌肉的紧绷，不要过度地弯腰，不要让你的肩膀向地面倾斜。你的手臂应该是紧绷的，挺直的，不带任何弯曲的。

保持这个姿势5~10次呼吸的时间，然后把膝盖放下来，进入婴儿式（见第14页）进行休息。以上动作重复3次。

变式：这一变式尤其适用于头痛的缓解，那就是在练习下犬式的时候，将头部放在一些瑜伽砖或者一摞书上面休息。头部应该尽量接触支撑物，以免造成压力。这样可以轻松地休息头部，同时又在肩膀处留有足够的空间。

调整动作：如果下犬式给你的肩膀或整个身体带来了太大的压力，试着用墙来支撑（半下犬式）。双手打开与肩同宽，手掌与肩同高推墙。后退一步——双脚分开与胯同宽，脚趾指向前方——双手沿着墙向下滑，直到双臂和躯干形成一条直线，双腿垂直于地面。保持这个姿势5~10次呼吸的时间然后休息。上述动作重复1~3次。

3. 双腿沿墙上举（或靠墙倒箭）式

这种恢复体式是我个人的力量来源。它是我们免疫系统的极大助力，也是一种极好的中和剂，可以增加你的能量，使你的身心沉淀、平静下来。有时候它也被称为"倒立湖式"，这个名称来源于肚脐下方骶骨这个能量中心；这一体式能够让人产生那种注视着一汪玻璃似的、毫无涟漪的湖水时的感觉，释放出我们身体和心灵的紧张感。试着想象一片美丽而宁静的湖水，想象你的呼吸就像微风一样拂过湖的表面。

坐下，臀部左侧紧靠着墙。你可以坐在地板上（左下图），也可以坐在一张牢固的瑜伽毯或一个瑜伽枕上（右下图）。当你将双腿沿着墙向上举起时，用双手和双臂支撑住身体，直到你能躺在地板上。下背部应该在瑜伽枕、瑜伽毯或地板上。如果你的腿筋或者后背感到紧张，或者你必须很努力才能保持这个姿势，可以将身体稍微向外移动数厘米，让双腿以一个倾斜的角度靠在墙上。你会发现，如果将双腿呈 V 字形摆开，可能会更加舒服。保持这个姿势 5 ~ 10 分钟，把注意力放在每次呼吸时身体的微微抬升和下落上。

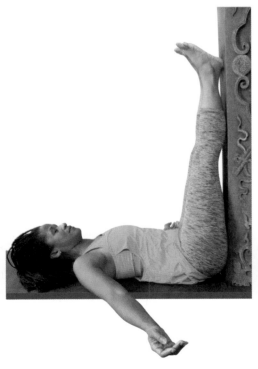 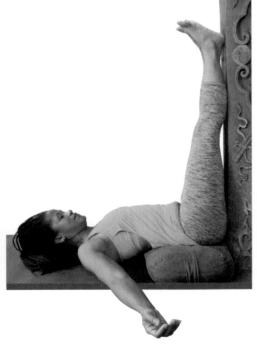

脖子痛

就是脖子内部的痛！

如果你的脖子正感到酸痛或者僵硬，那么你将很难忽视，只能咬紧牙关继续忍受。毕竟，脖子支撑了头部，其转动头部的能力也是非常关键的，尤其是在我们开车的时候。无论你是已经陷入了持续的痛苦之中，还是出现了突发的痉挛，都可以试试下述一系列动作。也许通过这些体式的练习，你脖子痛的症状将会烟消云散！

1. 舒展脖子的简易坐式

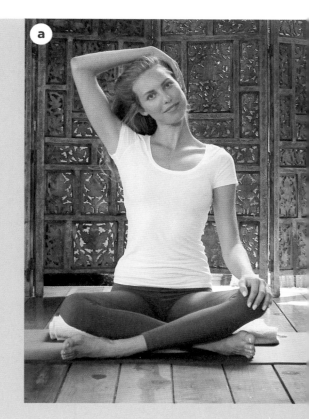

双腿盘起，坐在地板上，进入简易坐式（见第12页）；也可以坐在瑜伽毯、瑜伽砖、瑜伽枕或者坚实的枕头上，如果这样你感觉更舒服的话。你也可以用瑜伽砖支撑膝盖。挺直地坐好，伸直脊柱，将肋骨内收，避免背部拱起。

左手放在左侧大腿或者膝盖上。右手手臂伸直，然后弯曲手肘，右手掌心放在左耳处。头部放松，朝右肩弯曲。不要用手拉头部或者往下推。依靠重力去拉伸颈部左侧的肌肉，而你只需要集中精力进行5~10次呼吸（a）。然后将右手掌心滑向右侧的太阳穴，头部小心地回到中心位置。换另一侧重复上述动作。

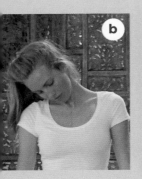
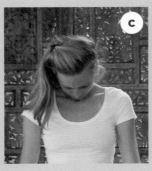
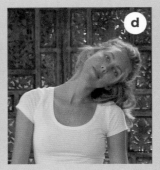
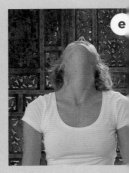

当你完成这些动作之后，将头朝向一个方向慢慢地转 3 圈，然后再朝另一个方向慢慢地转 3 圈（b，c，d，e）。

调整动作：如果这样做让你觉得不舒服，或者你的脖子曾经受过伤，那么

你可以将头部沿着胸部和背部的方向从耳朵到肩膀处转半圈，而不是转一整圈。因为对一些人来说，后者可能会加重颈椎的不适。

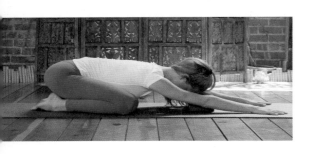

2. 婴儿式

啊！这便是儿童的智慧了。这个姿势一直是你舒展身体、提高修养的明智选择。你可以使用一些支撑物或者觉得适合自己的替代品，在地板上完成这个动作。

按照第 14 页的动作指南进行即可，你可以保持这个姿势很长时间，只要你喜欢，多久都可以。

变式：下面介绍一个进阶版本：将

你的前额放在一块瑜伽砖或者一摞书上，使脖子和脊柱处于一条直线上，下巴向胸腔的方向微微内收（左图）。还有一种超级变式，需要一个瑜伽枕或者几张瑜伽毯。把支撑物竖着放在膝盖和腹股沟或者腹部之间，然后身体向前倾斜，这样你的躯干和头部就能压在支撑物上。将头转向一侧，保持 1 ～ 2 分钟；然后转向另一侧，继续保持 1 ～ 2 分钟的时间（见第 114 页）。

调整动作：如果你的脚踝有些不舒服，可以在脚下放一张瑜伽毯。如果你感觉膝盖或者股四头肌很紧张，那么在臀部向后移动之前，可以把一张瑜伽毯或者类似的让人觉得舒服的东西放在膝盖的后面作为支撑。

3. 桥式变式

平躺，弯曲膝关节，双脚放在膝盖的正下方，而且彼此之间保持平行。双臂靠在身体的两侧，脸向上朝向天花板，使脖子后侧稍稍伸长一些（注意不要抬下巴）。吸气，抬起臀部，然后将右侧手臂一直向前拉伸，保持手背紧贴地板。同时，将头部缓慢地转向左侧，远离右臂（a）。呼气，放下臀部，手臂回到身体的两侧，同时头部也缓缓地回到中

心位置。换另一侧重复上述动作（b），即完成一个循环。做4～6个循环。

缓慢地移动，使你的动作与呼吸同步。你可以把这个动作想象成在陆地上的仰泳，并且像游泳那样要有一定的节奏。这一动作非常适合缓解你脖子和肩膀的问题，同时也能舒缓你的心情。

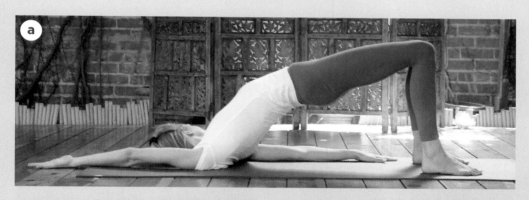

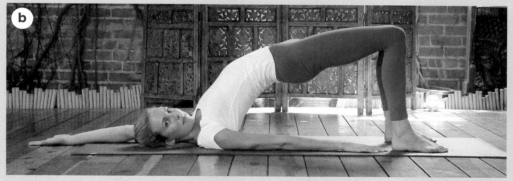

喉咙发紧

为了能够自由地表达

喉咙是我们进行自我表达的工具。当我们的声音听上去像是受到了阻碍或者令人难以理解，甚至我们失去了发声的能力，那种挫败感、孤立感甚至抑郁的感觉便会随之而来。你的声音可能会受到压力、体重增加、年龄、饮食、药物、环境和过敏等因素的影响。正如我们所知道的那样，瑜伽可以降低人的压力水平、促进身体的放松，并且使这些有益的效果能够被喉咙感受到，就像在身体的其他地方一样。同样，类似于其他任何的肌群，声带如果没有得到适当的运动，也会逐渐变得虚弱。所以，除了放松、热茶和蜂蜜水之外，你也可以试试下述瑜伽动作。

1. 蜂鸣式呼吸

这种调息法是一种很好的缓解压力的方法，它能够通过声带和胸腔发出一种具有治愈性的振动。练习这种方法的时候，你可以坐在凳子上或者地板上，甚至直接躺下，闭上眼睛。如果你喜欢，可以保持眼睛睁开但是要放轻松。一只手放在心脏上，另一只放在腹部。吸气，然后当你呼气的时候发出一种像蜜蜂一样深沉的嗡嗡声。注意，胸腔和腹部发出的嗡嗡声应该比嘴唇发出的更多。让这种"呼吸的嗡嗡声"自然地淡化。不要专注于声音的持续，而是要让它柔和地、自然地减弱并消失，就像一只蜜蜂离你远去的时候，它的嗡嗡声也会随之

消退的那种感觉。重复做 3 ~ 5 次。然后花点时间专心倾听你的内心，看看会产生什么神奇的变化。

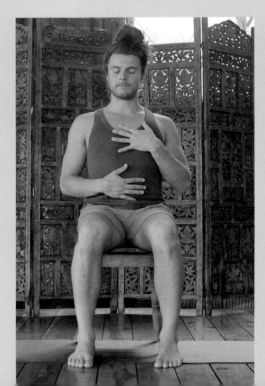

2. 肩倒立式

肩倒立式也被称作"瑜伽体式之母"。结合了肩倒立式的日常练习往往具有很多好处。如果你患有慢性咽喉痛，那么可以每周练习 3 ~ 4 次或者更多。

把一张或者两张折叠好的瑜伽毯放在瑜伽垫中央。如果你喜欢，可以把瑜伽垫再折回到瑜伽毯的上面，在瑜伽毯上留下数厘米的空间（就像第 175 页展示的那样）。这将帮助你把肩膀牢牢地固定在瑜伽毯上，保持不动。躺下，头部伸出瑜伽毯，肩部距离瑜伽毯的上边缘保持大概 5 厘米的空间。双腿努力伸向头顶的方向，使大脚趾接触到地板，用双手支撑背的中下部。这种体式叫作犁式（a）。把肘部往后拖，让它尽可能地与你的肩膀保持一条直线，尽可能避免肩膀的拉伤。把身体的重量均匀地分配在手臂和头部后侧，通过前脚掌带动双腿向上抬起（b）。你的双臂、核心和

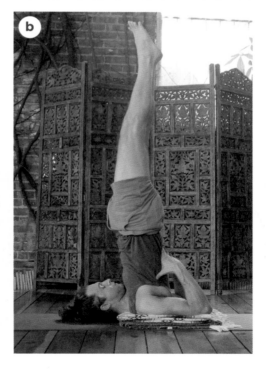

双腿应该是灵活的，而不应该感到紧绷。努力把腿向上抬得足够高，使胸部靠近下巴，这样会带给你的甲状腺一种平衡的感觉，并且可以帮助你喉咙部位的气流循环。面部放松，倾听自己 5 ~ 10 次的呼吸，最终保持 3 分钟的时间。

变式：对于任何脖子、手腕或者肩部受了伤的人来说，最好用一块瑜伽砖辅助——无论如何，试一试吧，因为它结合了后弯和肩部倒立两种动作，并且让人感觉真的很好。

首先，背部着地，仰卧。双膝弯曲，双脚靠近臀部。抬高臀部，这时候肩膀仍然贴在地板上，然后在骶骨下方放置一块瑜伽砖（位于下背部的一个平坦的

长方形区域，放瑜伽砖再合适不过了）。对于放置的高度和位置，你可能还得花些时间来探索一下（但是不要放在肾脏的周围）。然后轻轻地把身体放在瑜伽砖上，保持胸部抬起，尾骨下沉。抬起双腿，使它们与你的臀部保持在一条直线上，弯曲双脚，双臂放在身体两侧（见第 63 页上图）。用你的骶骨给瑜伽砖施加一定的压力，胸部抬起，避免瑜伽砖硌你的背部。这个体式应该很舒服，不难保持。如果对你来说有难度的话，可以把腿靠在墙上（见第 32 页）。

3. 结合冥想的支撑鱼式

将一个瑜伽枕、一张卷起来的瑜伽毯或者一块瑜伽砖，放在躺下时肩胛骨所在的地方。然后，从手杖式（见第 11 页）开始——坐下，保持脊柱挺直，双腿向前伸出，双脚向上弯曲——上半身逐渐下沉，躺在支撑物上，用手按下大腿，并使它们朝向自己的脚。如果你感觉到脖子需要更多的支撑，或者头部的位置还需要再高一些，那么可以在脖子后面或头部下侧再放一张卷起来的瑜伽毯或者一条卷起来的毛巾。手臂可能需要伸出来，弯曲肘部，手掌向上。

一旦你摆好姿势，就可以闭上双眼，专注于喉咙这个能量中心。如果你能够做到，也很乐于去做，可以尝试着想象一下有一块你最喜欢的绿松石（也可以想象是一汪水或者一块宝石，或者就是一块自由浮动的色彩）正在喉咙中央，然后进行几次呼吸。如果这对你来说比较困难，不要烦恼，只需要专注于喉咙中心。然后张开嘴巴，吟唱"ham"，后面的"m"在发音时和"Om"的发音方式一样。让你的声音像在做蜂鸣式呼吸（见第 36 页）时一样消散而去。吟唱 5 ~ 8 次。如果你愿意，可以不在这个体式中，而是在平躺的时候进行。

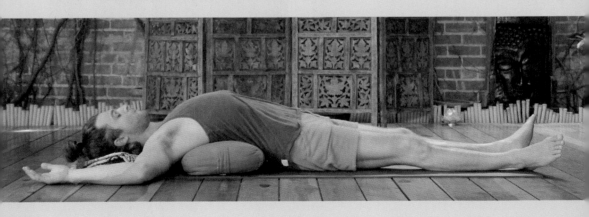

肩膀紧张
支撑起整个世界的重量!

你是不是曾经感到肩膀承受了太多的重量,或者感觉自己负担太重?责任可以被放在肩膀上,也会反映在肩膀的内部。还有一种情况,你非常热爱引体向上,能够提起一座小山,却抓不到自己的背!无论是什么原因,长期性的耸肩姿态都会让你感到十分痛苦,扰乱你的快乐心情。所以减轻你的负担,让肩膀重新轻松起来吧!

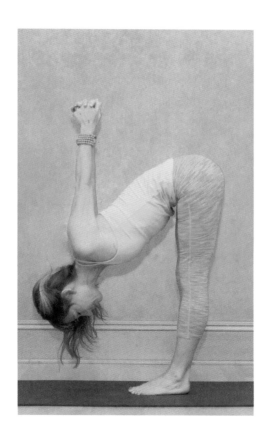

1. 双手紧握的站立前屈式

山式(见第 11 页)站立,双脚分开与胯同宽。肚脐朝向后背的方向下沉。双手在背后互相扣住。吸气,然后呼气的时候,身体在臀部发生折叠,上半身前屈,进入站立前屈式(见第 13 页)。如果你感到后背或者腿筋紧绷,或者你刚刚坐了很久,那就稍稍弯曲一下膝关节。用呼吸来引导你的肩膀,带动它们伸展到远离背部的最佳位置。吸气,尽量抬高肩部,使之远离地板,在脖子周围留下足够的空间。在这个姿势下进行5 次缓慢的呼吸,然后释放双臂,弯曲膝关节,缓缓地站起来。

调整动作: 对于那些腰部劳损或者极度敏感的人,半下犬式可能是一个更好的选择(见第 31 页)。

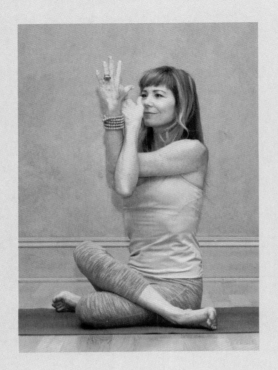

2. 鹰臂

这个体式可以站立，也可以坐姿完成。站立版本是建立在山式（见第11页）的基础上的。对于坐姿的版本，双手与双膝着地，将左膝盖放在右膝盖的后面，然后向后坐在双脚之间，右膝盖叠在左膝盖的上方。双脚放在臀部两侧，保持在一条直线上。

无论是站姿还是坐姿，吸气的时候，都可以把手臂伸展到肩膀的高度，手掌朝上。手臂向外伸直，保持这个姿势3次呼吸的时间。请将注意力集中在手臂上，让手臂内侧朝着天空的方向旋转，同时保持手掌向上大大地张开。

然后呼气，将左臂放在右臂的上方，弯曲手肘，双手手背相对。你的手肘应该和地板平行，与胸部同高。左手向左移动，右手向右移动，当右手的小手指越过左手的大拇指的时候，尽可能地把右手手指放到左手手掌心中。保持这个姿势并做5次深呼吸，凝视正前方，然后缓缓放松。让双臂在身体两侧转动几圈。休息一会儿，然后换另一侧重复以上动作（在坐姿版本中换另一侧做时双腿的姿势保持不变）。

调整动作: 坐在一把牢固的椅子上，按照以上步骤进入鹰式——在工作的时候，这将会是一个完美的小憩方式！

3. 能量肩浴

这个动态的系列使肩部进行了充分的运动，同时也对手腕和手的疼痛有缓解作用。这一系列的动作可以站立练习，包括前屈的全身体验；也可以调整成坐姿练习。

如果站立练习，那么以山式（见第11页）结合开放手印（双手合在一起，手掌张开）开始。你也可以坐在脚后跟上，脚趾伸直。吸气，将手向前伸出至手臂的长度（a），然后将手臂向上抬到头顶，保持手印（b）。保持呼吸，慢慢地转动手腕，使两手手指背部相接触，简单地指向头顶（c）；然后充分伸展手臂，尽可能地将双手手背按压在一起（d）。呼气，大大地张开手臂，向两侧画一个圈，最后落在身体的两侧（e，f）。如果你是站立着的，那就将身体前屈，在臀部折叠。然后稍微弯曲膝关节，直立回到山式。

注意保持动作和呼吸之间的牢固联系，并且尽可能多练习几次，至少做3组。

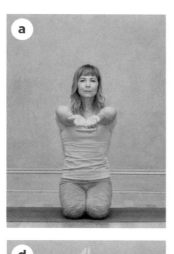

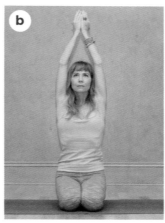

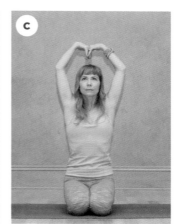

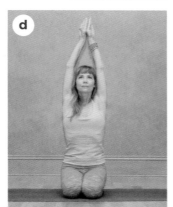

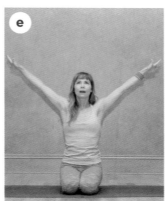

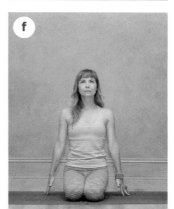

上背部疼痛

检查你的姿势!

我们的上背部（胸椎）似乎可以在一夜之间变成一块冰。因为胸椎是脊柱中一个比较稳定、不怎么灵活的部分，所以它能够保护位于胸部的重要器官。但是，当现代生活要求我们在课桌或者办公桌前驼几小时的背时，那就必须要不时地坐直（就是字面上的意思）并且注意了。所以第一件事情就是要经常练习挺直地坐着。这样做有利于增强你的腹部肌肉，也有利于加强和支撑你的脊柱，让你总体上感觉更好。当你进行了坐姿的检查并纠正了不良坐姿之后，继续做以下的这些体式，上背部的问题就能得到更好的缓解。

1. 转动车轮式（又称猫牛式）

解决上背部问题的姿势看上去十分简单，但是有诸多好处。这里便列举一个猫牛式的案例。双手与双膝四点着地，双手放在肩膀的正下方，双膝放在臀部的正下方。放松腹部，打开胸腔并吸气，在这个过程中不断地放松上背部。肩膀保持在耳朵的后方，微微地抬起头，不要太用力，否则颈椎会缩进去，头就像塌陷在了脖子上一样。注意下背部不要过度弯曲，这时候你更需要专注于打开胸腔，放松腹部。这是牛式（a）。

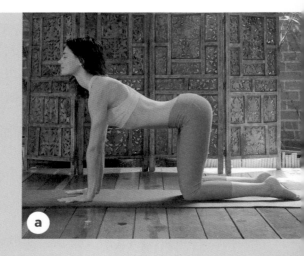

当你开始呼气的时候，准备进入猫式（想象一下可怕的万圣节猫）。收紧腹部，脊柱向天花板的方向弓起。将手、小腿和膝盖深深地推向大地，头垂下来（b）。以上两种姿势下，手臂都是保持挺直的。上述动作练习5~10组，然后可以使用婴儿式休息（见第14页）。

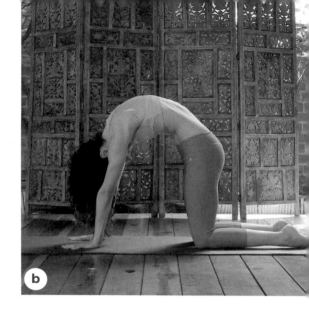

b

2. 伸展的婴儿式（手臂动作有所变化）

这一变式除了用来融化冷若冰川的胸椎之外，你还可以通过它深度打开肩膀，放松脖子。从双手与双膝四点着地开始，双脚大脚趾靠在一起，双膝向两侧分开。向后坐到脚后跟上，弯曲手肘，把它们放在地板上，前臂向上直立，在手肘正上方做双手合十手印（祈祷的姿势，左下图）。前额与地板接触。即便

你那冰冷的上背部已经变温暖，仍深呼吸。对一些人来说这可能是一个很大程度的拉伸，对另一些人来说这个体式可能比婴儿式做起来更加舒服。

调整动作：为了进行更深层次的伸展，可以把手肘放在一些瑜伽砖或者一摞书上，但仍然要保持前额与地板相接触（右下图）。

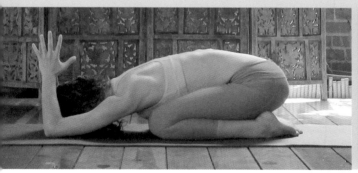

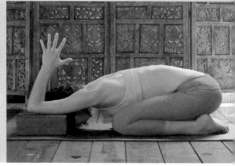

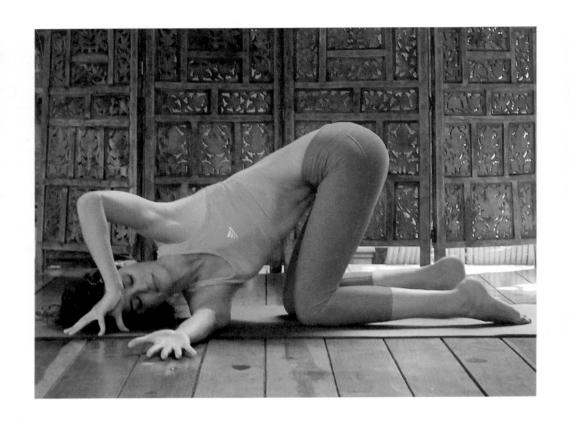

3. 侧面婴儿式（又称穿针引线式）

虽然这个体式还被叫作"尴尬的体式"，但是如果你能在做动作的过程中放松的话，它是一个极棒的扭动和伸展上背部的体式。开始阶段就像我们经常做的那样，双手与双膝四点着地。首先右臂向外侧举起，然后弯曲向左穿过左臂下方。确保左手就在左肘下方，手指大大张开。右肩和头部右侧可以舒舒服服地靠在地板上休息，下巴稍微向着胸部的方向收起，以保持脖子后侧的伸展。臀部摆正，这很有可能意味着你的左臀部要尽量向后移。左手用力地按住地板，以便在不移动臀部的情况下增加身体的扭转。在这个姿势下进行 3～5 次意味深长的呼吸，然后放松身体，换另一侧重复上述动作。

胸部紧缩

敞开你的心扉

另一个姿势不标准的受害者就是胸部。当我们因为长期的懒散造成胸部塌陷的时候，胸腔上的肌肉就会变得紧绷起来，从而限制血液和氧气的流动，使我们的身体和精神都有一点萎靡。在心灵受到胁迫时身体也会出现上述状况，这是一种悲痛时刻的保护机制。想想你在哭泣的时候最有可能的样子——3岁之后，我们在哭泣时就很少能够挺直地站好、打开胸腔了！所以，强化心脏中心、改善心情的一个非常好的方法，就是练习敞开心扉的方法。

1. 眼镜蛇式

俯卧在地板上，前额接触地面，双手手指向前放在肩膀的正下方，手肘向后弯曲。双腿直接向身体后方伸出，10个脚趾都放在地板上（a）。身体在臀部和骨盆处扎根，吸气的同时上半身抬起，像眼镜蛇慢慢地探出它的胸部那样（b）。

骨盆到脚的部分要保持对地板的坚实的压力，因为这是你打开胸腔的基础。手臂是否挺直不重要，甚至对某些人来说是不可能挺直的，因为它会影响下背部。因此，你的手臂可以弯曲也可以伸

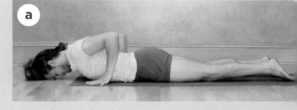

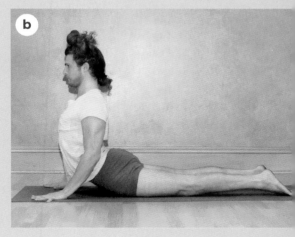

直，这将取决于你下背部的感觉有多舒服。试着打开胸腔，持续关注自己的呼吸和自我感觉，以此来加强上背部的肌肉。保持这个姿势3~5次呼吸的时间，然后呼气，上半身回落。

上述动作重复3次。你也可以在上半身回落的时候发出一些嘶嘶的声音，以使大脑得到一些额外的刺激，同时放松下巴。

2. 牛面式

在传统形式下，这种姿势是在地板上练习的，但你也可以坐在椅子上或者站立的时候只练习手臂的姿势。选择对你最合适的动作进行练习吧。

对于传统的版本，首先进入四脚板凳式的经典姿势，双膝并拢。将左腿放在右腿的下面，保持膝盖的舒适。把手向两侧稍微移动，身体轻轻地向后坐到坐骨上。调整双脚的位置，保持它们的舒适，脚后跟尽可能地朝向臀部。你可能会发现，如果臀部坐在一块瑜伽砖、几本书或者一张折叠的瑜伽毯上，你会感觉更舒服。

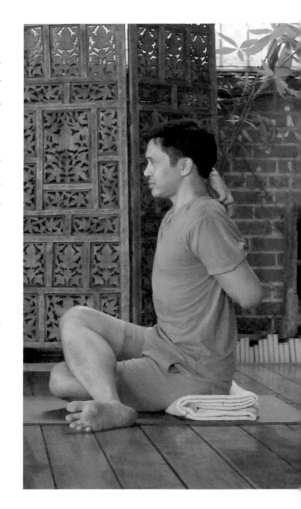

手臂竖直地伸向头顶上方。左臂向下向后弯曲，手掌朝外，就像你正在努力去抓背一样。右臂弯到背后，然后两手手指互相扣住。如果你的两手够不到，可以用一条毛巾、瑜伽带，甚至你的衬衫去搭这个桥。避免胸部过度膨胀，然后肋骨陷入身体内部，肚脐凹陷，从而使背部弯曲。右臂尽可能地接近头部，手肘指向天空的方向。在扩展胸腔的同时，这个动作是一个相当有效的开肩器，所以动作应该较为缓慢，并且在进入和解除这个姿势的同时应该搭配好呼吸的节奏。换另一侧重复上述动作，注意双臂和双腿的位置都需要调换。

调整动作：如果你的膝关节最近受过伤，那么并不适合练习这个交叉膝盖的版本。坐在一把椅子上，双脚平行地放在地面上（右图）。如果你的肩膀受伤了，那么只需要把手臂伸到后背中部，抓住前臂即可。

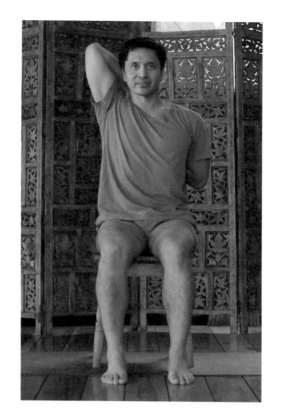

3. 支撑鱼式

这种开放的、能使你的心脏恢复活力的"开心"动作，是我一直以来最喜欢的动作之一。根据第38页的动作说明进行练习，想象一下鱼从水中跳出来的方式，用双腿锚定自己的身体，让那种自由和光明充满你的胸腔。让你呼吸时的气流像海洋中温柔的波浪一样在肺中流动。在这个体式下保持1~3分钟后，偏向一边放松，弯曲膝关节，然后起身到一个坐下的姿势。

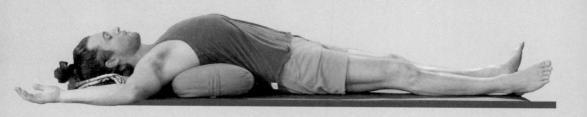

手部酸痛

少打字，多伸展！

这是身处信息时代的我们所受的折磨！也许你的手承担了大部分嘴巴的功能，或者你已经不幸患上了关节炎，或者你在做一项重复的运动，让某些关节和肌腱承受了过多的压力和劳损，甚至不正确的瑜伽练习也可能是罪魁祸首。也许你已经受到了伤害，出现了身体僵硬和关节疼痛的症状，甚至得了腕管综合征。幸运的是，在这样遍布荆棘的环境中还有一条风景优美的出路！灵活和强壮是保持你的手部敏捷与舒适的关键，所以尽可能地多给你的手一些温柔的呵护吧。

1. 全莲花坐式

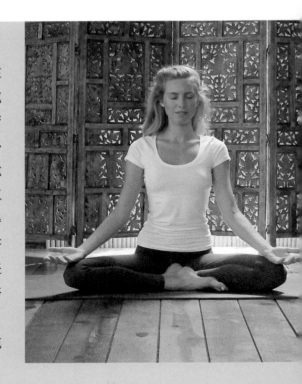

双腿交叉，脊柱挺直，舒服地坐在一把椅子上，这里可以采取简易坐式或者至善坐式（见第12页）的姿势。弯曲手臂，使手肘靠近下肋骨。前臂向外伸展，双肩放松。双手的5根手指并拢到一起，呈莲花手印。放轻松，闭上双眼。眼睛也可以半闭，如果这样你觉得更舒服的话。吸气，手指紧紧地互相挤压，然后暂停一下。在呼气时慢慢地张开手指，直到手掌完全伸展开。这时开始吸气，手指再次并拢，然后重复呼气，张开双手。试着在脑海里想象一朵莲花盛开的景象。

这种冥想和呼吸练习是一种能够突然觉醒进入全新世界的方法，将我们与自然及生命的自然流动联系起来。在做手印的过程中会刺激手指末梢的神经，能够促进手部的血液循环、唤醒新的能量。当你展开双手时，手掌、手腕和手指上的肌腱、肌肉和组织全部都会得到伸展。只要你喜欢，可以重复很多次，但最少要做 5 组。

2. 半侧向站立式

以山式（见第 11 页）站立，双脚并拢或分开与胯同宽，身体左侧与墙壁保持一臂之距。左手掌放在墙壁上，手指向上指着天花板，手肘略微弯曲。尽量将手掌放平，左肩胛骨向下向后沉，慢慢地伸直手臂（a）。如果你的手掌难以接触到墙壁，那就弯曲手肘，直到手掌重新放平。如果你觉得这样很容易，可以稍微向远离墙壁的方向转动身体，仍然保持山式站立（b）。进行 5~10 次呼吸后回复到起始动作。再次弯曲手肘，如果可以的话，转动手掌使手指指向你的后方。然后慢慢地将手掌推向墙壁，直到手臂挺直或者几乎挺直（c），感觉就像你在努力推墙一样。肩胛骨向下沉，把肚脐"塞进"肚子里，然后呼吸！如果你能做到，也可以在这时稍微转动一下身体。进行 5 ~ 10 次呼吸，然后向外晃动手臂，换另一边重复以上动作。如果你觉得转动手掌使手指朝向后方的拉伸感太强烈，可以只在手指向上的姿势上多保持一段时间。

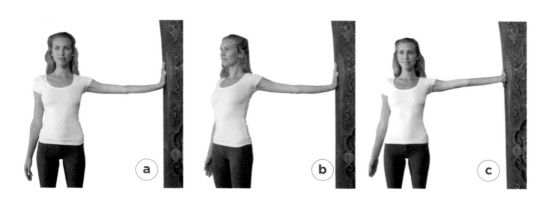

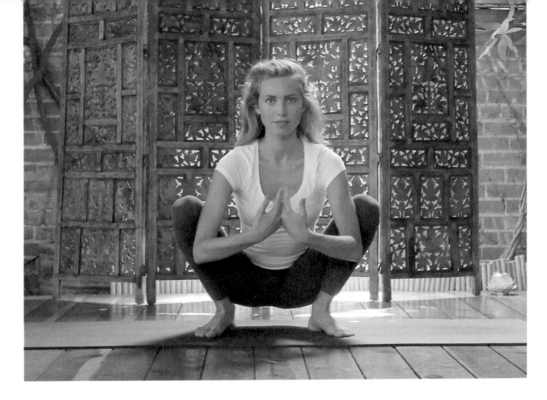

3. 结合手印的花环式（为了获取内心的力量）

这种手印尤其适合与花环体式搭配练习，能够加强臀部的拉伸力度、舒缓你的腰部。然而，如果它对你来说有些困难，那么你也可以坐下来甚至躺下来练习，达到休息的目的。

对于花环式，在避免膝关节拉伤的情况下，尽量将双脚靠在一起，然后蹲下来。双膝之间的距离应该比臀部宽一些。如果你的臀部没有接触地面，就在脚后跟下面垫上一张卷起来的瑜伽毯、瑜伽垫、一件衣服或者一块瑜伽砖，直到你感到脚后跟承担了一部分重量。将手肘放在膝盖内侧，双手手背彼此紧靠。用手肘保持臀部的打开状态。如果做这个手印时你的手指能互相接触是最好的，但是不要勉强。保持双手的灵活，手指伸展，小指靠近胸骨。将注意力集中在你的胸腔中呼吸的感觉上。眼睛可以闭上，也可以在眼睛稍微偏上的地方找到一个凝视点。

当臀部和双手伸展的时候，释放储存已久的负能量，培养新的内在的力量感和安全感。保持这个姿势 5～10 次或者更多次呼吸的时间。放松时，先把双手放在前面的地板上，慢慢地进入站立前屈式（见第 13 页）。当你准备好时，便可以弯曲膝关节、卷起身子直立起来。

中背部疼痛

半大孩子的痛苦

中背部的疼痛往往不容易被察觉，直到它达到非常明显的程度才能被人们注意到！背部的疼痛可能会因为劳累过度或受伤、长时间坐着，或者因为"失去你那甜甜圈中的果冻"（我喜欢这个表述）而爆发——我们对此做一个稍微科学一些的定义，就是椎间盘坚硬的外壳裂开后，里面柔软的部分露出来，压迫周围的神经。这种疼痛可能是局部的，也可能扩散到臀部和腿部。幸运的是，我个人和专业的经验表明，瑜伽可以使之获得巨大的减缓！加强力量和提高灵活性的"动感二重奏"在这里再次发挥作用。

1. 下犬式

下犬式（见第 13 页）在瑜伽中非常突出，因为它具有很多好处。然而，重要的是要正确地练习它，并及时进行必要的调整，以满足你的身体需要，而不是满足你的想法。我们必须从真实而不是自我的角度去练习——而讽刺的是，这一点是需要练习的！下犬式的动作能减轻脊柱的压力，使之得到伸展和加强，使那些承受了高压的部分得到舒缓和恢复。

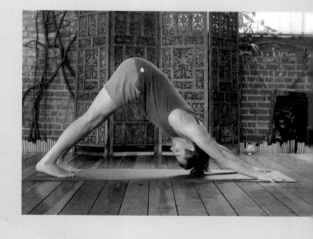

按照第 13 页的动作说明，保持该体式 5 ~ 10 次呼吸的时间，然后双膝向下弯曲，进入婴儿式（见第 14 页）。以上动作重复 3 次。

2. 侧角伸展式

首先进入下犬式为这个非常好的体式热身，然后从山式（见第11页）开始，双脚分开（约1.25米）。双臂向侧面伸展，与肩同高，手掌朝下。右脚稍稍向身体中心转动，左脚向前方90度伸出。想象有一座沙丘从你的后脚跟延到你的前脚跟。左大腿内侧外翻，使左膝盖与左脚第二个脚趾在一条直线上。激活腿部的肌肉，将它们拉近骨头，呼气，同时将后脚跟坚定地扎根在地面上——这便是这个体式得以生长的种子。

弯曲左腿，使膝盖在第二个脚趾或者脚踝中间的正上方。现在你处在战士Ⅱ式，但是只停留片刻！向左侧伸展躯干，伸出左臂，左手放在左脚外侧的地板上（如果你感觉臀部特别紧，可以将左手放在左脚内侧的地板上）用手臂来衡量膝盖的位置，使之处在第二个脚趾的正上方。无论哪一种情况，如果左手不能接触到地板，就把左手放在一块瑜伽砖或者一摞书上。如果你还是感觉动作太难，也可以把左臂放在大腿上，注意不要将上身瘫在大腿上，而要给你的脖子和肩膀留出空间。

右手臂向上伸出，然后将手掌转向

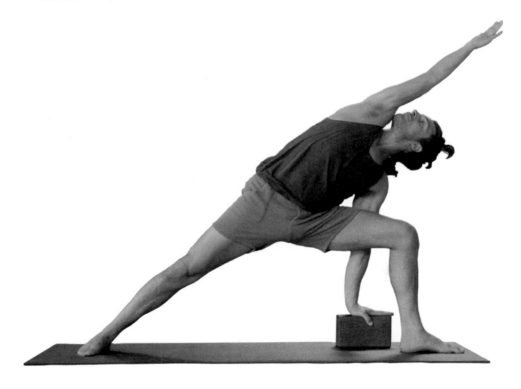

地板的方向，手臂压低到距离右耳数厘米的地方。将肚脐和胸部转向天花板，头转向右臂。如果这样做会压迫你的脖子，那么可以将头朝向地板，眼睛看向左脚。

继续将尾骨拉进身体，将左手肘和膝盖按压在一起来确保腿部的安全。感受右脚跟和右手小指之间的联系，放松肋骨并使其陷入身体中，然后呼吸。保持双腿的稳固是非常重要的，5～10次呼吸之后，脚在地板上立住，绷紧腹部的肌肉，好像有人在帮你拉伸右腕关节一样用力地抬起身体。换另一侧重复以上动作，然后回到山式。

3. 婴儿式

婴儿式也叫作"向下英雄式"，这个体式也的确如一位英雄一般。它对身体、精神的好处是如此多，以至于我们可以把它添加到每一个小序列的结尾部分，并且我强烈建议你这样做！我们可以用一种温和而有力的方式打开后背，让呼吸舒缓你的肌肉、肌腱和神经。这个体式是以婴儿睡觉时的姿势命名的，有机会以此让你身体的灵活性得到改善，所以我们必须小心地寻找最佳位置。

按照第14页的动作说明进行这个体式的练习。

调整动作：如果婴儿式并不适合你，甚至添加了支撑物也不行，那就平躺在垫子上，双手抱住双膝，使之靠近胸部（见第15页）。这个动作适合那些膝盖问题较为严重，或者那些在婴儿式中无法放松的练习者。

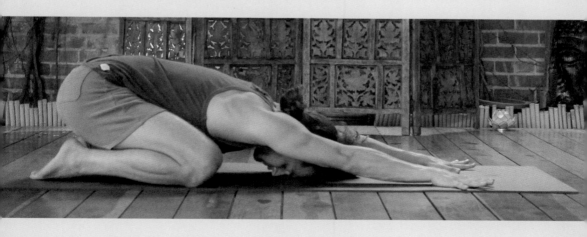

下背部疼痛

你并不孤单

世界上的每个角落都有数百万人忍受着背部的疼痛，而这些人中又有很多正在忍受长期病痛的折磨，也就是持续 3 个月甚至更长时间的疼痛。好消息是，瑜伽在很多情况下可以起到明显的缓解作用。我们知道，受伤、长时间坐在办公桌前，或者坐在车里都会给身体，尤其是你的下背部造成伤害。当压力等级处于高峰的时候，下背部的疼痛往往会像火山一样爆发出来。瑜伽能以温和的方式消灭它（或者说去关爱它），这也就是加强力量、拉伸和放松的过程。对于长期的疼痛来说，关键在于坚持瑜伽练习，再小的努力也有价值。所以在你拥有的时间里，去做那些你能做的事情，然后欣赏努力之后的自己吧！

1. 仰卧手抓脚趾伸展式

这个体式非常有助于背部的拉伸，同时也有益于你的腿筋。由于下背部和腿筋本质上密切地联系在一起，并且是互相影响的，所以练习这个体式会有诸多好处。

练习这一体式的时候，首先平躺在地板上，这有助于身体的平衡和保护背部。对于那些无法触摸到脚趾头的练习者，可以借助一条毛巾或者皮带。如果平躺着的时候，你能用脚抵住一面墙，那就更好了，但这一点不是必需的。将脚后跟压紧地板，或者将它们用力伸出，然后将小腿和大腿紧紧压向地板。

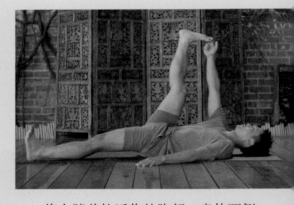

将右膝盖拉近你的胸部。身体两侧的骶骨和肩胛骨都要紧紧地压在地板上。右手食指和中指并拢在一起，然后将右脚的大脚趾穿进去，成为所谓的"瑜伽脚趾锁"。然后将右腿向天空的方向伸直。

如果在这个动作中你没办法做到肩胛骨或下背部与地板相接触，那么可以不用手指，而是将一条瑜伽带或毛巾绕在右脚上。努力将右腿向上伸展，与身体呈90度角，双手在两边拽住瑜伽带，肩部和上背部都平放在地板上。放低双手，手肘靠在地板上，可能会使这个动作好做一些。如果仍然没有效果，可以降低右腿，直到上背部和下背部重新贴紧地板。将双手想象成向导，千万不要抓得太紧，否则会造成手部和肩部的紧张。两条腿都要注意到，这样它们才能都被激活、都有所参与。保持这个姿势10次呼吸的时间，或者保持1分钟。

放松的时候，将右膝盖拉近胸部，放下瑜伽带，然后将腿向外伸直，右脚跟和左脚跟一起紧紧地推向墙面，或者向外推出。换另一侧重复以上动作。这个体式可以放在其他动作或者练习之前，也可以留在练习的结尾，并且同样适用于对开了很长时间的车或者在桌子前面坐了很长时间的身体的改善。

2. 半蝗虫式和蝗虫式

蝗虫式是一种神圣的增强背部力量的姿势，还可以促进消化、调动我们的情绪。半蝗虫式则是进行蝗虫式之前的极佳的热身运动。

俯卧，下巴放在地板上，手臂放在身体两侧，向后伸直，掌心向上。在不会感觉到压力的情况下，尽量抬高右腿。骨盆和左侧髋骨要保持与地面的接触。右腿拉伸，从大腿根到脚趾一直充满活力。如果下背部压力太大，或者觉得太紧张，那么可以把手掌朝向地板（右上图），而不是向上。保持这个姿势5次呼吸的时间或者20秒，然后将右腿放到地板上。额头放在双手上稍稍休息，几次呼吸之后换另一侧重复上述动作。

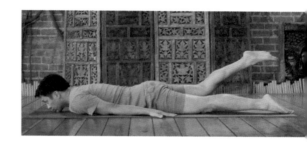

身体每侧重复两次。

如果你感觉很好，并且背部非常舒服，那么就可以进行完全的蝗虫式。但是如果半蝗虫式就已经达到你的极限了，那就保持这个动作，每侧多做几次。对于那些背部一侧剧烈疼痛或者受过伤的练习者来说，两条腿都抬起来会比只抬一条腿感觉更加稳定和舒服。也许你需要一些温和而缓慢的探索，才能找到适合自己的最佳选择。

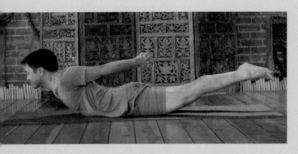

对于全蝗虫式，同样也是以腹部着地开始，把前额放到地板上，双手在背后交叉，手肘稍微弯曲。肩胛骨向中间转动，带动肩膀离开地板向上提升，吸气，抬起整个身体，只有髋骨、骨盆和下腹部与地面接触。将手臂向后伸直。这个版本能够极好地拉伸肩部，打开胸腔。

一些练习者可能会发现，自己的髋骨和骨盆也脱离了地面。这时候，你需要将注意力集中在身体横向的拉伸上，身体同时在向腿部伸展的后方和胸部伸展的前方这两个方向拉长。保持这个姿势5次呼吸的时间，然后放松，头部转向一侧，静静地倾听自己的呼吸。重复3次。当你做重复动作的时候，如果背部感觉良好，试着松开交叉的双手，手臂向后伸直或者向身体前侧伸直，两手掌彼此相对。

如果这个姿势对你的背部没有作用——或者说你觉得不舒服或很痛——那么你可以试着用眼镜蛇式（见第45～46页）替代它。

3. 仰卧脊柱扭转式

现在让我们进入这个问题的放松阶段！几乎没有比仰卧脊柱扭转式更加舒服的动作了，当你在放松和感受的时候，你几乎可以听到自己身体深处的声音。除了拉伸背部，这个体式对身体的消化过程，以及脖子和胸部的伸展也是极好的。如果你受过严重的伤或有剧烈的疼痛，或者患有椎间盘退行性疾病，那么你要小心地做这个练习，以及准备一些东西放在弯曲的膝关节下方，如一块瑜伽砖或者一个较为结实的枕头。

根据第15页的动作说明进行。如果膝盖不能接触到地板，你可以借助工具加以支持。如果支撑物也不够，那就

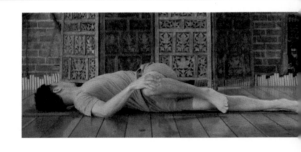

将它夹在你的双膝之间，整个身体完全转向左侧，头靠在左臂上，然后停留在那里，保持你的骶骨成打开的状态。保持这个姿势10次呼吸的时间，然后换另一边重复。如果你的身体完全在一侧，那么就2～3分钟之后再换另一侧重复。感受你的呼吸在像水一样流动，然后多加练习，使这一动作自然而然地顺畅起来。

女士的困扰

经前综合征和痛经

　　如果烦躁不安、情绪波动、身体肿胀、肌肉酸痛和疲劳是你每月那几天必然会经历的一部分，而且你十分渴望摆脱这种状况，那么瑜伽练习可能就是你获得自由的金钥匙。虽然最好的方法（总是这样的）是利用固定的时间来进行定期的、有规律的瑜伽练习——这样可以获得最多的益处——但是每天抽出 15 分钟的时间来练一下，也能够有奇迹般的改变。关掉灯，关掉手机，如果周围正好有蜡烛，那就点上一根，然后通过滋养自己提升女性的魅力。这一使身心平静下来的过程可以在你崩溃、发火或者被挫折淹没之前，引导你的情绪走向。

1. 仰卧蝴蝶式

　　这是我能够称为"荒岛"的体式之一，因为没有它我就不能生活！你可以在任何地方做这个动作。我把它叫作"恢复之神"。练习的时候，你可以平躺在地板上，也可以用瑜伽枕、折叠起来的瑜伽毯，甚至两块瑜伽砖或者几本书来加以支撑。

　　坐在地板上，脊柱挺直，双脚的脚底板放在一起，然后将支撑物靠在下背部。尾骨慢慢向下滑动，就像是在理顺你的裙子、准备坐下来一样。然后，后背下沉，靠在支撑物上。你可能也想在头部后面放一张瑜伽毯，或者一个薄一点的枕头。如果臀部和膝盖承受的压力太大了，那么可以在膝盖外侧放一些瑜

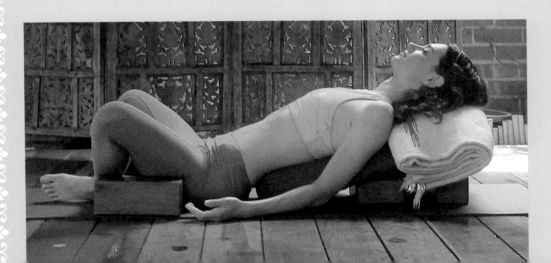

伽砖、书或者卷好的瑜伽毯。如果后背伸展的程度太大了，那么可以在上背部也放置几块瑜伽砖或者几本书加以支撑。

将注意力集中在腹部的呼吸上，使身体变得柔软，进入这个体式。放松，自然地呼吸，想象自己正漂浮在水中。通过释放臀部的紧张感、温柔地舒展腹部，这个体式恢复了骶骨这个能量中心的和谐，它激活并恢复了我们的力量感和舒适感，缓解了我们的焦虑，安抚了我们易怒的心灵。保持这个姿势5分钟或更久的时间，直到你感觉愉悦。

2. 半犁式和鳄鱼式

有支撑的半犁式对于腹胀、背痛、头痛或懒散来说是一剂良药。然而这个体式最适合那些有规律的犁式练习者，或者习惯于倒立并且脖子没有受过伤的人。如果你是这个体式的初学者，并且对它很有热情，第一次最好在教练的督导下尝试。同时你也可以跳过这一体式，直接进入鳄鱼式。

在练习半犁式时，你可能需要一些道具——一把椅子，两到三张被平整、稳固折叠的瑜伽毯。将一两张折叠后的瑜伽毯放在椅子的旁边，紧挨着椅子腿的位置；如果你喜欢，可以在椅子面上再放一张。仰卧在瑜伽毯上，将头部和脖子伸出瑜伽毯之外，而肩部和上背部躺在瑜伽毯上，眼睛看向椅子的下方。弯曲膝关节，双脚着地。呼气，双手向下按压地板，双腿向上向前抬起，直到大腿舒服地靠在椅子上（下图）。调整的时候，你可以抓住椅子腿。保持头部朝上，而不是转动脖子。放松，将大腿的重量更多地分摊在椅子上。自然地呼吸，享受背部和臀部受到支撑而变得自

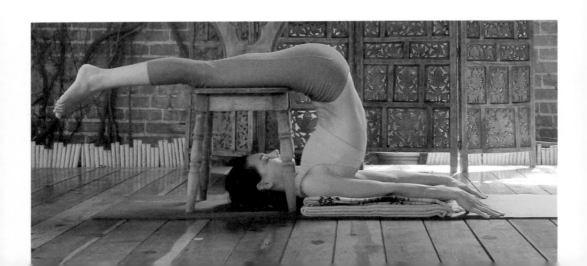

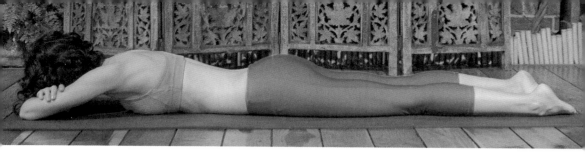

由的感觉。保持这个姿势 3 ~ 4 分钟的时间。如果在做这个体式时你觉得不舒服或者非常紧张，那么就放松自己，进入鳄鱼式。

调整动作：如果你有一把没有靠背的折叠椅，可以将它的侧边抵住墙壁来增强稳定性，然后把瑜伽毯放在椅子的前方。在抬高双腿的时候，你的腿会穿过椅子后侧，并且在调整的过程中，你仍然可以抓住椅子腿。

至于鳄鱼式，首先俯卧，使腹部贴在瑜伽垫上。脚趾向外侧转动，脚后跟下沉。如果你觉得这个动作你做得特别不自然，或者觉得很不舒服，那就反过来，将脚趾转向内侧，脚后跟下沉（上图）。前臂交叉，手指尖靠近手肘，然后把额头靠在前臂上。如果在骨盆和臀部下方放一张瑜伽毯、一个瑜伽枕或者普通的枕头，同时在脚和脚踝下面放置

小毯子或者小枕头来轻微抬高一下，你会感觉更舒服。同时胸部和头部也需要稍微抬高。如果你觉得胸部不是很舒服，也可以试着在下方放一张瑜伽毯或一个枕头垫一下。

一旦你感觉到很舒服，那么就开始放松酸痛和紧张的肌肉，尤其是腹肌，然后专注在呼吸上。如果你的大脑特别活跃或者焦虑，可以尝试三段式呼吸的变式（见第 89 页）。吸气，使气流进入下背部，然后用力将气流呼出来，关注中背部的感觉，最后尽全力吸一大口气，专注于心脏所处的背部（上背部）。呼气，放开一切。几轮这样的动作会让你的身体和内心得到深度的放松。保持这个姿势 3 ~ 5 分钟后，如果你愿意，可以将头转到另一边待几分钟，然后再转回来。这个姿势让我想起一条游了很久后在沙滩上休息的美人鱼。

3. 腿向上靠墙式

这个体式是"万能钥匙"之一。它可以缓解背部的疼痛，抚平下腹部因为痛经引起的惊涛骇浪，使你神清气爽。保持这个体式 5 分钟或更长时间！请大家按照第 32 页的动作说明进行练习。

女士的困扰

为那些处于充满智慧的更年期阶段的女士们

啊，为了进入智慧的殿堂，我们可能要付出一些代价。如果你曾经觉得自己好像被扔进了炉子里那样暴躁，或者你的"保险丝"不仅变得非常短，而且几乎不存在，你就能够体会到更年期的那种刺痛感了。睡眠不实、精神萎靡、悲伤绝望只是更年期诸多症状中的几个典型代表。然而，年龄仍然沉淀了很多美好的事物，当我们允许自己发生一些改变的时候，我们往往会注意到一些微妙的，或者经常也没有那么微妙的宝藏被打开了。持续的瑜伽练习确实可以保持我们的骨骼致密、肌肉强健、肺部也很健康，同时瑜伽也是我们对自己和所有其他事物的深深的怜惜之情的体现，而这些都源于你的练习，并且瑜伽将成为最具治愈作用的元素。下面介绍的体式是一个用于平静、放松和提升的小系列。为了获得最好的效果，建议你采用这些针对经前综合征的动作，还有在这本书中吸引你的任何其他动作，并且尽可能地经常练习。

1. 三角前弯式

以山式（见第11页）开始，双手放在臀部。双腿向两侧尽量张开，双脚外侧相互平行，两脚后跟放在一条直线上。手臂向外伸出，与肩同高，看起来就像你的手腕在脚踝正上方一样（a）。将双手放回臀部后侧，从脊柱往头顶的方向伸展。吸气，调整核心的位置，上半身向前弯曲，保持脊柱的伸长，直到身体完全对折（b）。双手放在地板上（c），或者放在平均堆叠的书本或瑜伽砖上，这样当手肘向后弯曲的时候，手就直接处于手肘正下方。

保持大腿的灵活度和参与度，将自

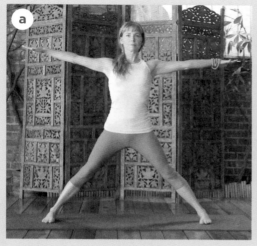

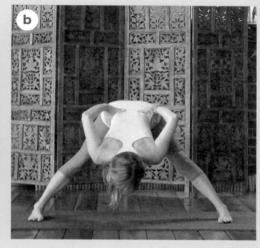

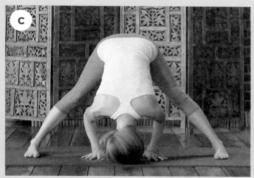

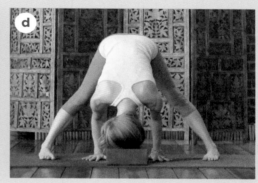

身的重量分配在双脚的前脚掌上，避免
压迫膝盖。依靠重力拉伸脖子、肩膀，
甚至你的思绪。吸气，想象脊柱在伸长，
如果可以的话，每次呼气时，身体弯曲
的程度都尽量大一点点。你可以在头下

面放一些支撑物（d）来增加一些恢复
的感觉。

　　保持这个姿势 1 分钟的时间。在恢
复原位的时候，双脚用力向下踩住地面，
收缩腹部，然后站起来，回到山式。

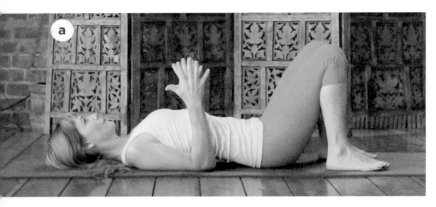

2. 桥式及其变式

这款可使人恢复活力的"开心器"对你调节心情、缓解背部和肺部问题来说都是相当有用的，这里仅仅列出了它诸多作用中的一小部分。仰卧，膝关节弯曲，双脚相互平行。双脚处于双膝的正下方，并且每只脚的内外边缘都承受相等的压力。弯曲手肘，就像你的胸前正抱着一个箱子一样，然后胸部向上提升，同时手肘向下推向地板（a）。现在用手肘和双脚向下压地板，臀部抬起进入桥式（b）。

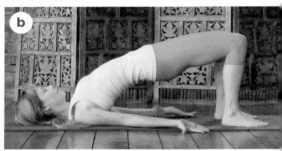

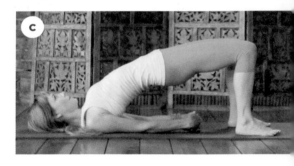

保持双腿平行。如果你感觉膝盖不舒服，试着将双脚向前挪动 3 ~ 5 厘米。如果你感觉背部不舒服，试着将双脚分得更开一些。你可以将双臂放在身体两侧，也可以向下转动肩膀，手指在身体下方交叉，手臂紧紧地向下压住地板，同时将躯干和胸部抬得更高（c）。

变式：在骶骨下面水平地放一块瑜伽砖，高度取决于你感觉是否舒服，它

将起到极好的支撑作用。

你可能想保持这个姿势，享受臀部、心脏和心情的放松，或者你也可能想再向前迈一步，抬起双腿，这样你的双脚就会在臀部的正上方。这时你便进入了支撑的肩倒立变式（d）。如果你的腿筋紧绷、双腿无法伸直，那么可以稍稍弯曲一些，但仍然应保持膝盖在臀部的

正上方。

　　保持心脏部位的提升姿态，尾骨放在瑜伽砖上，以保持背部的弯曲，避免瑜伽砖坚硬的边缘硌痛背部。手臂可以靠在身体两侧，也可以交叉放在瑜伽砖的一边。保持这个姿势 1 ~ 3 分钟的时间，双眼看向双脚的方向，或者闭上双眼。

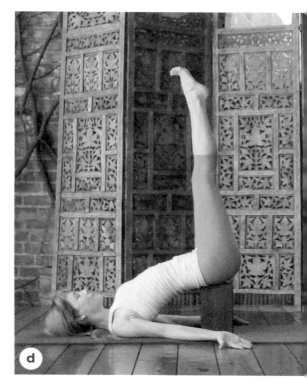

　　另一种变式需要使用瑜伽枕或者瑜伽垫。如果你使用的是瑜伽垫，你将至少需要 3 张。把它们用力折成原来的 1/3 的大小，沿长边的方向堆叠起来。坐在支撑物的中间，上半身向后躺在上面，头部和肩部放在地板上，双腿伸到瑜伽垫外面。如果你还有一张多余的瑜伽垫，可以将它卷起来放在脚踝下方。放松，让身体陷到瑜伽垫里，同时沉浸在自己的呼吸中，保持这个姿势 3 ~ 5 分钟的时间（e）。

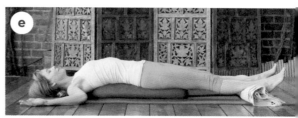

　　如果你用的是瑜伽枕，那么先横放一个枕头，再在上面竖着放一个枕头，摆成一个"十"字。坐在上面那个枕头的中央，轻轻地向后躺，双臂和双腿向外伸出，就像一个"雪天使"（f）一样。如果你的背部需要更多的支撑，还可以在下面放一张折叠好的瑜伽垫。

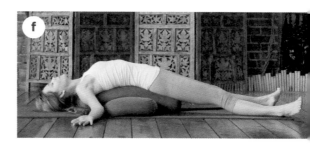

　　当你准备好释放任何一种体式的时候，弯曲膝关节，小心地向一边滚动，然后使身体呈一个坐姿。

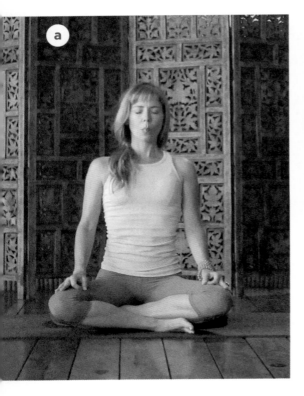

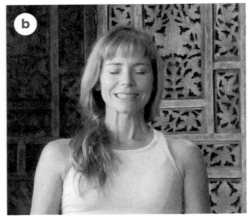

然后嘴唇呈"O"形，舌头卷起从嘴唇开口处伸出，像一支吸管或者小尾巴一样。等分泌了一些唾液之后，通过这支"吸管"（也被瑜伽士视为"鸟嘴"）吸入一些潮湿的空气（a）。当吸气结束的时候，闭上嘴唇，完全通过鼻子呼气。如果可能的话，继续以这种方法呼吸3～5分钟。

如果你不想把舌头卷成吸管状，可以练习静坐呼吸，两者动作相似，只是舌头的位置有所变化。对于静坐呼吸来说，你需要轻轻地把牙齿压到一起，然后张开嘴，暴露出牙齿。从嘴的两侧吸入潮湿的空气，然后通过鼻子向外呼气（b）。

当你完成了呼吸的练习后，仍然保持原样坐在那里，并且把注意力从这个平静而凉爽的地方转移到对你自己和你的生活的同情或欣赏上。你能够拥有现在的一切是上天馈赠的礼物，这礼物也是你应得的。

3. 冷却调息法

这种天然空调非常适合给火暴的脾气熄熄火，或者缓解炎热。它能够滋润和冷却整个身体系统，据说还能培养出人们对孤独的热爱之情。随着年龄的增长，女性往往会发现自己越来越孤独，这种调息法可以为更年期女性带来和谐和被接纳之感。

双腿交叉，以至善坐式或者简易坐式（见第12页）的姿势坐在瑜伽毯或者瑜伽枕上，双手拇指和食指相接触，做秦手印（见第91页）以专注和沉静下来，脸向下朝向腿。做几次腹式呼吸，

胀气

往往发生在最优秀的人身上

胀气和消化问题攻击我们身体的时候往往是不分青红皂白的。我们吃的东西、我们吃东西的方式（如吃得太快、吃得太多），甚至我们吞咽了太多的空气，都会引发胀气。压力和焦虑会促使身体产生皮质醇，从而抑制你的消化过程。压力很大的时候我们的呼吸可能会受到影响——呼吸变浅甚至屏住呼吸，然后吞进去太多的空气。瑜伽练习可以通过体式控制身体的器官来改善消化问题，同时也能减轻焦虑。

1. 仰卧扭转的膝碰胸式

按照第 15 页介绍的膝碰胸式动作指导进行（a），放松腹部，深呼吸。呼吸的同时专注于自己的腹部。在吸气的时候你可能会感觉腹部向上触碰到了大腿，在呼气的时候腹部可能会向下柔软地陷入背部。大脑关注于这种呼吸的韵律。只要你喜欢，保持这个姿势任何时间都可以，不过至少要 1 分钟。

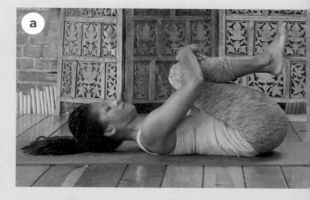

然后将臀部稍稍向左转动。当你呼气的时候，慢慢地将双膝向左下方转动，保持膝盖和脚踝堆在一起。胸部应该直接朝上，肩胛骨要一直与地面接触。将手臂向两侧伸直，与肩同高。头转向右侧，这样还可以额外做一个拉伸脖子的动作（b）。保持这个姿势 1 分钟以上的时间，然后换另一侧重复以上动作。

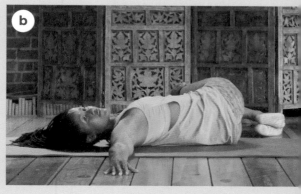

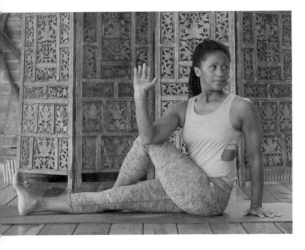

膝来拉长脊柱。

右手高举到天空，仿佛你正在采摘树顶上最好的水果一样；然后手肘弯曲，放在左膝盖的外侧，就好像你正要咬一口刚刚摘下的水果。做到这一步时你可以练习智慧手印，将右手的食指和拇指相扣。同时将左臂放在身体的后方，用手掌或者指尖按压地板。如果你感觉手很难接触地面，可以在手下面放一块瑜伽砖或几本书，直到你能舒服地坐直为止。当你吸气的时候，放松腹部，让它尽可能地扩展；当你呼气的时候，把肚脐尽量地压向脊柱。不要强迫自己呼吸，保持放松和警觉，专注于那种充分的、均匀的呼吸。保持这个姿势 4 ~ 7 次呼吸的时间，然后换另一侧重复上述动作。

2. 半鱼王式

双腿向前伸直，坐在地板上。如果这个动作对你来说有些困难了，那么你可以坐在一张折叠好的瑜伽毯上来支撑下背部。膝关节弯曲，双脚放在地板上，然后把右腿伸到左腿下面。右腿贴紧地面，而左脚将被固定在地板上。抱住左

3. 向西伸展式

这是一种坐姿的体前屈。首先，坐在地板上，双腿向前伸直，保持脊柱的挺拔，进入手杖式（见第 11 页）。如果你感觉腿筋或者后背非常紧张，那么可以坐在一两张折叠好的瑜伽毯上。确保双腿是灵活的，双脚弯曲。然后提起双臂，积极地朝着天空的方向伸直，吸气；当你呼气的时候，双手向双脚的方向靠拢。向上伸展脊柱，就好像你要把什么东西放在双脚的外面一样；当你的

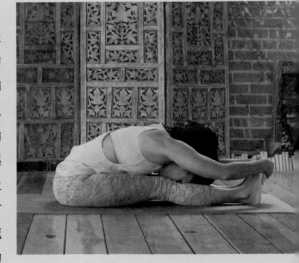

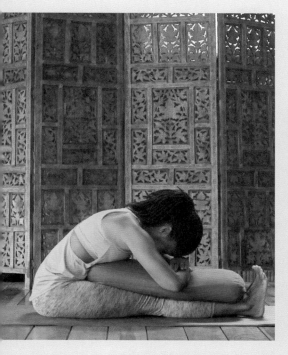 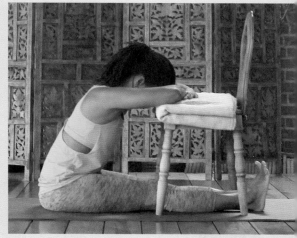

背部开始弯曲的时候，将双手放在它们能到达的任何地方，可以是你的膝盖上、小腿处，或者脚上。不断地伸长和放平脊柱，放松下巴，这样后脑勺就可以和脊柱在一条直线上（上页下图）。保持这个姿势4～7次呼吸的时间。

变式：如果这个体式对你来说太难了，那么你可以稍稍分开双腿，差不多是一张薄饼的距离，但是仍然要注意在脊柱开始弯曲变圆的时候停止伸长。

你可以将上述体式变成一种具有恢复性质的动作，通过增加一些支撑物或一堆枕头来缓解你焦虑的神经系统（当你胀气的时候也会有帮助）。可以张开双腿，把支撑物放在中间；也可以保持双腿并拢，把支撑物放在上面。在瑜伽枕或者普通枕头上伸长自己的脊柱，把一只手放在另一只的上面，然后额头靠在手臂上（上左图）。

对于腿部拉伸感太强烈或者背部受伤的练习者来说，一把椅子是非常有帮助的。双腿穿过椅子腿，然后在椅子上交叉双臂。如果有必要的话，可以在椅子上放一张折叠的瑜伽垫以增加高度（上右图），前额靠在瑜伽垫上。让头脑平静下来，感受自己的呼吸。

这一体式的最后两个版本可以保持1～3分钟。

臀部紧张
弯曲你的屈肌

根据我的经验，在所有的瑜伽动作中，最经常被用到的就是那些打开臀部的动作。也许这种情况和这样一个事实有关，也就是有时候是强大的，有时候是负面的情绪——往往与过去的经历有关——据说会被储存在臀部。它是身体上情绪的能量中心，而骨盆便是盛放它们的完美的碗状容器。我也相信，如果你坐太长时间，一直紧绷着你的臀部，就可能会导致大量的眼泪。所以，打开情绪的闸门是很重要的，而且最好用灵活的臀部来打开它！让我们把握当下，用几个动作伸展一下臀部，来将我们盛放情绪的碗清理干净！

1. 低位起跑式

没有哪个动作能像弓箭步一样更好地刺激臀部两边前侧的肌肉，也就是髋部屈肌。大多数人可能会长时间处于"L"形的坐姿中，这一姿势恰巧会导致肌肉的外翻。

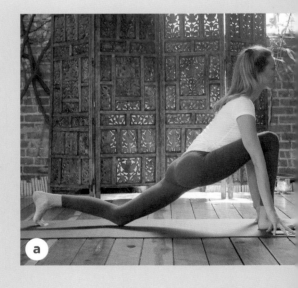

从下犬式（见第13页）开始，将右腿抬高到空中，确保核心肌群的紧绷，慢慢地将右脚向前移到两手中央。左膝盖慢慢放到地板上，膝盖骨稍稍"滑"向左脚的方向，这样你感受到最多的是大腿的状态，而不是膝盖（a）。如果你愿意，可以在膝盖下方放一张瑜伽垫，这样可以更舒服一些。

接下来，你可以把双手从地板上抬

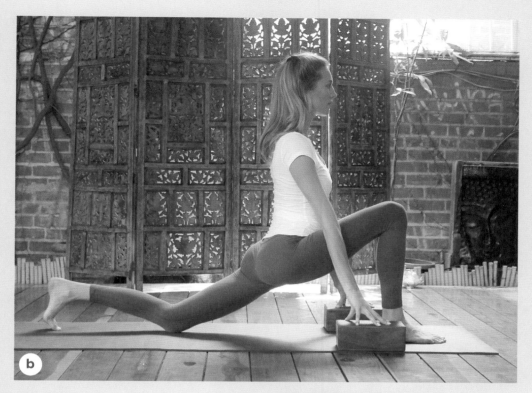

高到瑜伽砖或几本书上（b）或者把它们高举到头顶（c）。这要取决于你感觉有多稳定，取决于你的下背部反应如何。如果你的腰背部非常敏感，那么保持腹部肌肉的灵活是很重要的。用另一条腿重复这一动作，在每一侧保持5 ~ 10次呼吸的时间，如果有需要可以重复。

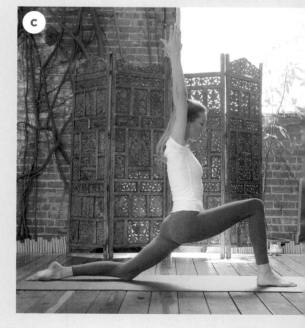

调整动作：如果你的背部或肩部曾经受过伤，那就从双手与双膝四点着地开始入手，直接抬起腿向前迈一步，将脚放在（或摆动到）双手之间即可。

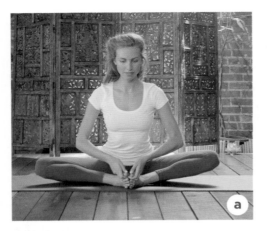

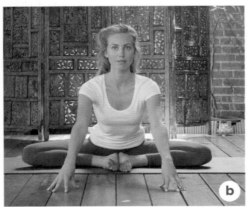

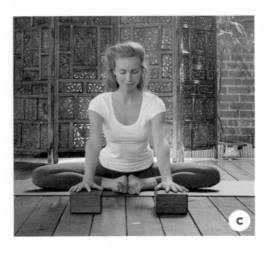

2. 蝴蝶式

蝴蝶式是最受欢迎的瑜伽体式之一，也是一种主要的体式。这一体式除了能给臀部带来自由之感外，同时有益于男性和女性的生殖器官。打开胸部，伸长脊柱，这样可减轻坐骨神经痛；眼睛凝视脚底的方向，这里可能就是通向灵魂深处的一扇窗。

从坐姿开始，将双脚的脚底放在一起，膝盖向两侧打开。将食指和中指用瑜伽锁包住两个大脚趾，同时伸长脊柱（a）。把两只脚的脚掌紧紧地压在一起，脚趾分开，这样你就能感觉到大腿内侧被唤醒。呼气的同时身体尽可能地向前伸展，避免背部弯曲的幅度太大。接下来，你可能想把双手伸出来（b）或者放到一些瑜伽砖或几本书上（c）。双手伸向前方可以拉伸肩部，并且给你的身体带来一些恢复的感觉。如果你一直紧握着脚趾，一定要让脚趾稍微弯曲一些，不要让它们感觉过度拉伸。

保持这个姿势 1～5 分钟的时间，体会呼吸的感觉，慢慢地张开和闭合背上的一对翅膀，想象在自己背部有一只蝴蝶。

3. 单腿鸽王式

我注意到鸽子会引起人们激烈的反应，就像香菜一样，作为瑜伽体式之一的鸽王式也是这样。它往往属于人们极度热爱或者极度厌恶的种类。如果你对这个体式偏向于厌恶，那就试着把胸部（像鸽子一样）鼓起来，打开心扉，因为这个体式的好处是值得我们去努力奋斗的。这一体式能够有效地刺激腰肌和梨状肌，也是清理骨盆这个"废物碗"、真正解放臀部的过程中必要的步骤。

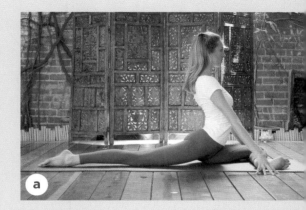

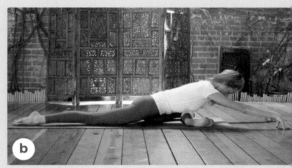

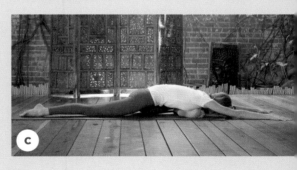

如果你是从蝴蝶式（见上页）开始的，那么只需要向后伸出右腿，调整臀部即可。试着将左腿移动到与瑜伽垫前缘平行的位置。左腿应该呈现为一条平直的直线，同时脚部弯曲（a）。如果你感到膝盖处非常紧张，可以把脚靠近骨盆，并且放松下来。如果你左臀部下沉，两侧不再平衡，那么可以在臀部左侧下面垫一张瑜伽毯。后腿从臀部开始向外伸直，脚趾甲盖压向地板。你的脚应该是平直的，而不是弯曲的。在这个姿势下你可以用双手撑着自己的身体，也可以双手向前移动到舒适的位置，就像"鸽子小憩"的姿势一样，只要你保持臀部和腿部对齐（b，c）。

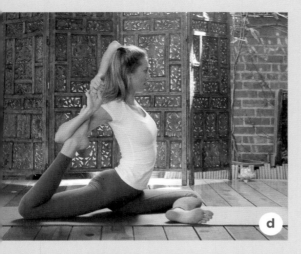

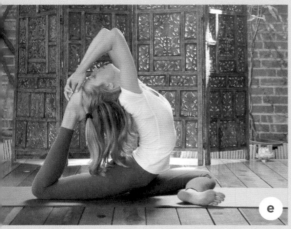

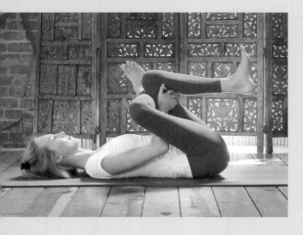

变式：在实现最终姿势的过程中你可以发展出很多种变式；在寻找最完美的鸽子式的过程中，你可以在任何地方停下来。如果你受到了鼓舞、倍感激动，并且你的身体允许，可以通过右腿弯曲、双手向后伸到脚踝的方式进入下一步。你也可以将双手握在一起，放在头后方，并用右肘钩住你的脚，这个姿势被称为美人鱼姿势（d）。继续做最后的姿势，将手臂高高地伸向天空，手肘弯曲，并且在头部后方用双手紧紧握住脚底（e）。

调整动作：膝盖受伤的练习者应该练习仰卧鸽子式或说是针眼式。做这个体式时，你可以躺下来，双膝弯曲，双脚放在地板上。将右脚踝交叉放在左膝上方，双腿向上抬起，直到你可以将右手放在双腿中间，而左手伸到左腿外侧并且从后面抓住左大腿。将左侧大腿拉近身体，同时用右肘向外挤压右腿，以此得到一个更加强烈的拉伸（左下图）。保持这个姿势5次呼吸的时间，换另一侧重复上述动作。

腿部紧张

H型坐骨神经痛

在你进行各体式练习的过程中，几乎没有比和永远紧绷的双腿做斗争更加令人沮丧的事情了。尽管你尽了最大努力去"修复"这些紧绷的"弦"，你仍然可能感觉自己一直在调整它们，而不是准备好去演奏了！这些"弦"因为很多原因被束缚了起来——例如矫正骨盆造成的损伤、过度的运动（是的，这是可能发生的！），以及太多的工作；并且你的腿部紧绷或者受伤还有可能是坐骨神经受压迫引起的，这一神经位于脊柱下部的椎间盘中。瑜伽是让你的双腿重新开始"演奏"的关键因素，但是你必须小心练习，否则会造成比平时更强烈的紧张感。

既然臀部、骨盆和后背对腿筋有着直接的影响（当然反过来也成立），那么我建议你在练习腿部动作之前尽可能多练习臀部和下背部的体式序列。千万不要强迫你的腿筋做一些无法完成的动作，并且要在拉伸中一直呼吸和保持放松。现在让我们听一听腿筋"弦乐"的演奏，好吗？

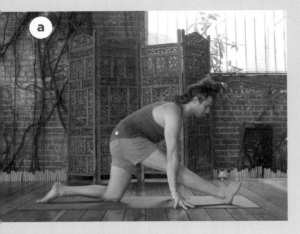

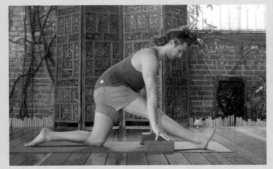

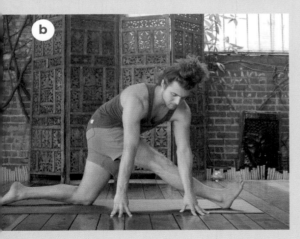

1. 半神猴式

　　这个体式很有冲击力，并且很可能不会让别人觉得你正在胡闹。你可能需要在膝盖下面垫一张瑜伽垫。首先从四脚板凳式开始，然后右脚向前迈一大步，落于两手中间。保持双手指尖着地，放在肩膀正下方，同时右腿向前伸出，右脚跟着地，脚趾用力向上指向天花板（a）。如果你被迫弯下了腰，或者双手无法接触到地面，那么可以在手底下放几块瑜伽砖或几本书来支撑（左图）。右脚保持回勾姿势，不要锁住膝盖。臀部左侧应该在左膝盖的正上方，并且臀部应该放平。右大腿绷直。保持这个姿势3～5次呼吸的时间，然后将双手移到右大腿外侧做一个轻微的扭转（b），两侧各保持3～5分钟的时间。

　　呼吸在每个体式中都非常重要，尤其是在这个体式中。如果你专注于让呼吸成为你这一体式中最主要的焦点，那么你的身体就会非常放松地进入体式中去，在一个已经非常紧张的地方创造出更多可以转化的空间，而不会徒添紧张。在这个体式中，让吸引力成为你的好朋友吧！

　　变式：在上述动作中，另一个需要探索的技巧是，首先在肌肉收缩的同时进行3次呼吸；然后保持这一姿势，最后放松，再次进行3次呼吸。无论如何，呼吸对于这首优美乐曲的创作都是必不可少的。

2. 门闩式

这是个绝妙的针对腿筋紧张的体式，同时还提供了一个令人精神抖擞的侧面拉伸动作。首先，跪在地板或者一张瑜伽垫上，同时双手放在后臀处，右腿向右侧伸出。你可以脚趾向上，将脚放在地板上，也可以在脚下放一块瑜伽砖作为支撑。右脚跟和左膝盖应该在一条直线上，并且左侧臀部应该在左膝盖的正上方。右膝盖骨直接朝向正上方。左髋骨可以比右侧稍微向前一些，但是要保持肚脐冲着身体的正前方。

将手臂向上伸开，然后向两边伸展（a）。转动双手，掌心朝向正下方。当你吸气的时候，将右臂向身体右侧伸出，位于右腿的正上方；呼气的时候，缓慢放下右手臂，右手可能会落到地板上、瑜伽砖上或者腿上（b）。左手臂向上伸直，贴近左耳。如果你的脖子允许，可以向左扭头，眼睛看向左手肘（c）。

如果你感觉右膝盖后侧拉伸感太强烈，可以在右腿肚下面放一块瑜伽砖，然后将腿压在上面。这将分散膝盖的压力，让你能够在这个体式中得到休息。保持这个姿势3～5次呼吸的时间，然后从左臂开始，通过腿部向下按压的力量抬起身体。将右腿撤回，然后坐在脚后跟上休息一会儿，或者直接转向另外一侧。

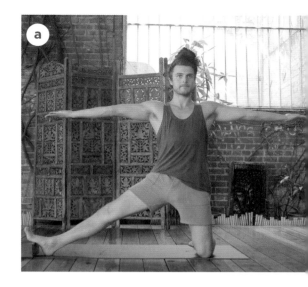

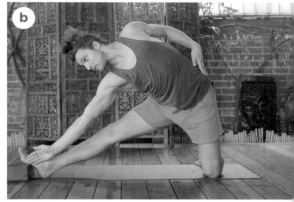

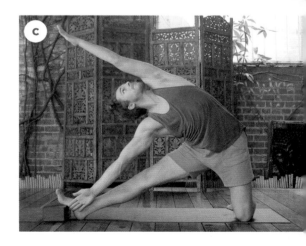

3. 加强侧伸展式

首先要准备好支撑物——瑜伽砖或者整齐摞起来的书——以防你在这个体式中够不到地板。首先以山式（见第11页）站立开始，吸气，双脚分开（大约1.25米宽）且互相平行。双手放在臀部，将左脚向右转45～60度，右脚向右转90度。旋转躯干并朝向身体的正右方。如果你感觉像是走在钢索上一样难以保持平衡，那么可以将右脚向右侧稍稍移动数厘米（a）。

现在，面向右腿的方向，吸气，抬起头部的同时保持尾椎骨的下沉内收，左脚跟深深地压在地板上；呼气，然后躯干慢慢向下，直到与地面平行。双手

放松，可以放在地板上或你准备好的支撑物上，保持手臂的竖直（b）。

保持双腿的稳定，就像树根牢牢地抓住大地一样，并且将右膝盖骨放在右腿中央，朝向正上方。双腿互相挤压，但让右侧股骨向地面的方向偏斜。如果可能的话，躯干可以距离右腿更近一些，必要的时候可以弯曲手肘、放松头部和脖子（c）；或者拉长脖子和头部后侧，使它们和脊柱保持在一条直线上，同时脸部朝向地板。专注于保持你的臀部放平，呼吸顺畅。当你感觉到已经伸展了足够的时间，可以换身体的另一侧重复以上动作。

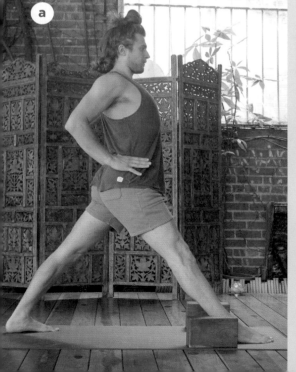

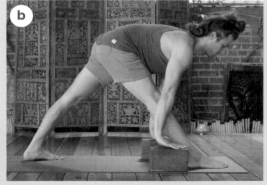

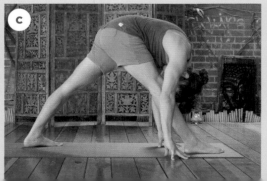

大腿和膝盖

膝盖有多好，你就有多好

好吧，幸运的是，从一个瑜伽士的角度讲，上面这句我非常喜欢的歌中的歌词并不能充分地描述你的价值。但是它确实说得很对，在膝盖们闹别扭之前，它们是值得引起你的注意的。这种宝贵的减震器默默地承受着我们生活中的大部分冲击。保持活跃和运动对于健康来说是必不可少的，但是活动会给关节造成影响，使它们在很多情况下容易变得敏感。如果你的膝盖由于曾经受过伤、患过关节炎或者一些生长中的问题而情况不妙，那么你就要振作起来了——因为还有希望。对膝关节来说，那些令其增强力量的动作经常具有治愈作用；但是对股四头肌来说，适量的伸展是最主要的练习方式。在关注膝盖部位的瑜伽练习中，预防和治疗的练习动作往往是一样的。

1. 幻椅式

在椅子上坐着和以"幻椅式"坐着是两种完全不同的体验！以山式（见第11页）开始，双脚并拢且互相平行，脊柱挺直，膝盖骨提起。如果脚后跟微微分开，脚趾互相接触，可能你会感觉更舒服一些。两种方法都可以试一下，选择最适合你的那一个。

膝关节弯曲，手臂向前向上抬起，直到肱二头肌靠在耳边。脚后跟稍微用力向下踩。张开脚趾并且将它们放在垫子上，脚趾之间尽量留出一定的空隙。将自身的重量压在脚后跟上，同时用力

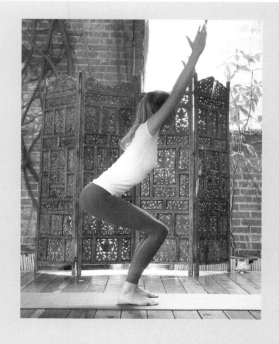

将前脚掌向下压。双肩下沉，尽量远离耳朵（避免耸肩），保持手臂的竖直。向着脊柱的方向收缩肚脐。这时腰椎应该呈现出一条自然而舒适的曲线，而不是夸张的拱形。保持这个姿势5次呼吸的时间，然后有力地用双腿推向地面，重新站立回到山式。以上动作重复3～5次。

调整动作：如果你的肩膀紧绷，那么可以张开双臂，以分散脖子和斜方肌（位于上背部的那块大的三角肌）的压力。另一种选择是双臂向前伸出，与肩同高，掌心朝上。总之，不要拉伤肩膀或使之更加紧张，否则将弊大于利。

如果双腿并拢、膝盖互相接触并不适合你的体形，或者你怀孕了，那么可以在开始的时候双脚分开，与胯同宽。当你坐下去的时候不要让膝盖下沉，保持它们一直位于脚趾的正上方。

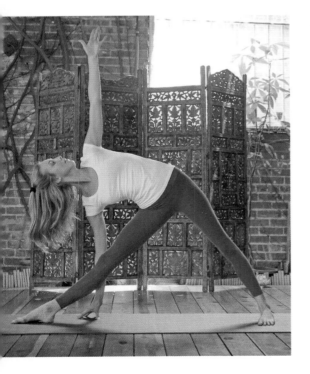

2. 三角式

三角式，神圣的三位一体！一个神秘的姿势！对我来说，这是感觉最"瑜伽"的姿势。它能够使你扎根在大地中，能够生长、膨胀，能够开阔心胸，并且正巧有利于加强膝盖的力量。

以山式（见第11页）开始，双手靠在臀部，双脚分开（大约1.25米宽）。左脚跟稍稍向左旋转，右脚向右转动90度。双臂向身体两侧伸出，与肩同高，掌心向下。

吸气，同时用右手向下去触碰右脚尖，躯干伸向右腿正上方。呼气，然后将右手放在右腿上、瑜伽砖上或者地板上（左图）。右手可以放在右脚的内侧或者外侧，只要你能够保证右手处于右

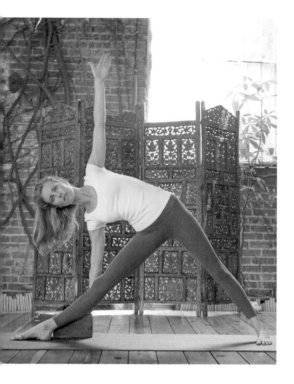
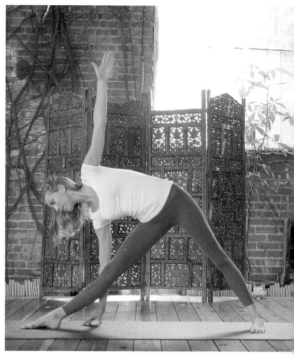

肩的正下方，并且腰部两侧都向右侧伸展即可。保持大腿紧绷，然后紧绷感从胫骨上面的右膝盖一路向下直到右脚第二根脚趾。左臂处于左肩的正上方，你的关注点（凝视点）则是左手的大拇指。如果可能的话，不要将脖子弯向一侧，而是保持它从你的脊柱向上直接伸出。头不要垂向一侧，像一枝断头的花一样萎靡不振。保持这个姿势 2 ~ 5 次呼吸的时间，然后用你的核心和双腿的力量站起来，换另一侧重复上述动作。

调整动作：如果你感觉脖子不舒服，可以看向正前方（左上图），同时在右手下垫一块瑜伽砖；或者稍微转动脖子，向下看向地板的方向（右上图），而不是向上看左手的大拇指。对脖子来说，这是一个更加安全的角度。如果你感觉右膝盖的后侧紧张，看上去或者感觉过度拉伸，那么可以稍微弯曲一下膝关节。如果这样仍不能释放膝盖的压力，你可以在右腿小腿下面以一定角度放置一块瑜伽砖，然后将小腿压紧瑜伽砖以保持稳定。这是一个增强股四头肌和膝盖的很好的方法，同时又能避免对关节施加太大的压力。你也可以向上抬起任何一只脚，或者双脚的脚趾头，以便更好地激活双腿。

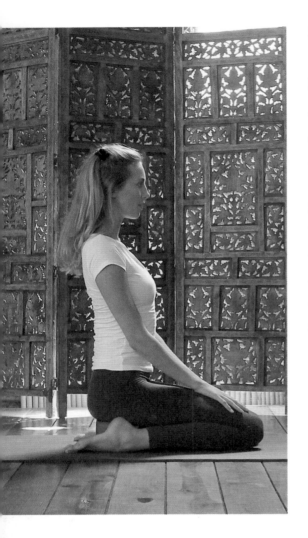

3. 英雄式

在英雄式中，做你自己的英雄。这种高贵的体式可以伸长股四头肌，释放膝盖上的压力。以四脚板凳式开始，然后双膝并拢，双脚分开比臀部稍宽一些。双手带动身体向后移动，朝着双脚的方向拉伸小腿肌肉，在膝盖后方打开一小块空间。慢慢地向后坐在双脚之间，直到臀部和大腿后侧完全贴在地板上。确保脚尖与地板保持接触。用手指将脚趾分开。将双手放在大腿上，或者做冥想手印，即将右手放在左手下方、双手大拇指相接触形成一个环。选择一个关注点，或者闭上眼睛在心中凝视。以5 ~ 10次呼吸开始，保持这个姿势5分钟。

调整动作：明显可以看出，这种坐姿可能会令你的膝盖不大舒服！如果真是这样，那么你可以坐在一块瑜伽砖、几本书或者一些牢固的折叠好的瑜伽毯上。如果你感觉膝盖仍然不舒服，可以卷起一张瑜伽毯或者瑜伽垫，然后将它们放在膝盖的后面，来为关节创造更多的空间。如果你感觉脚踝疼痛，还可以在脚底下放一张瑜伽毯。

啊！我那一直疼痛的脚

还有紧绷的脚踝！

如果你大部分时间都站着、脚踝紧绷或者非常脆弱、患有足底筋膜炎足弓塌陷、怀孕了，或者只是简单的脚外翻，这些瑜伽体式可以让你的脚恢复元气。这些体式能够强化和拉伸你的脚，但是如果你的脚只是需要休息一下，那么可以用双腿沿墙上举的动作来放松（见第 32 页）。

1. 鹰式（也叫作"鸟王式"）

鹰神迦楼罗被认为具有能够"消耗掉太阳"的火焰，你可能也会感觉到自己的能量被这个体式消耗殆尽了。但是我可以保证，当你保持身体平衡、集中注意力的时候，这一体式会加强和拉伸你的脚踝，此外还有诸多其他好处。

以山式（见第 11 页）站立，双手靠在臀部。膝关节稍稍弯曲，将你自身的重量压在右脚上，同时将左腿交叉盘在右腿上面。左脚脚趾放在右小腿后面，然后钩住小腿下侧，这样你的右脚就能够保持平衡。

双臂向身体两侧伸直，然后吸气（a）。当你呼气的时候，将右臂放在

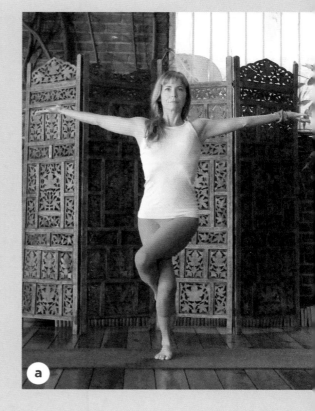

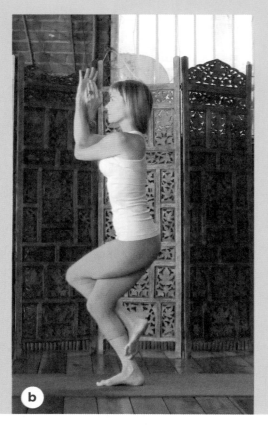

左臂上方，双臂在身体前侧交叉。手肘弯曲，双手手背互相靠近，然后将左手手指放在右手手掌内。双臂向前向上抬起，与肩膀同高（b）。

在这个姿势下保持稳定的呼吸，并且用 3 ~ 5 次呼吸或者 15 ~ 30 秒的时间凝视于一点。然后放松到山式，换另一边重复上述动作。

调整动作：如果你抬起的脚无法围绕膝盖钩住站立的腿，那么可以将两条腿的上半部分挤压在一起，让抬起的脚距离站立的腿越近越好。如果因为肩膀的问题，你无法将双臂交叉在一起，那么只需要尽力去做，保持手指的灵活即可。

2. 高弓箭步（也叫作骑马式）

从下犬式（见第 13 页）或者四脚板凳式开始，向后伸出左腿，用右脚的前脚掌保持身体的平衡。右膝盖应该在右脚的正上方，双手（包括手指尖）应该在肩膀的正下方。在不移动双脚的情况下，两条腿的内侧相互靠近，形成"剪刀"的形状，"拥抱"彼此，并且尽量将肚脐向内收缩（a）。

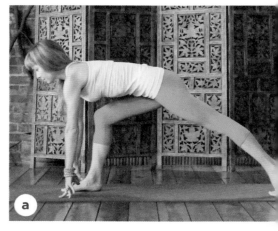

向前伸出双臂，不断地向上抬高——想象着自己正把太阳高高地挂在天空上。双臂停留在双耳旁边，保持腹肌的紧绷以及呼吸的顺畅。凝视点上移，

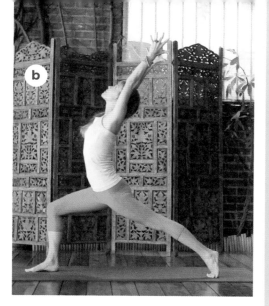

稍微高出你的视线，让光照进你的身体（b）。保持这个姿势 3 ~ 5 次呼吸的时间，然后放下双臂，换另一边重复上述动作。

调整动作：如果你的脚踝曾经受过伤，或者你感觉这个动作太难，那么可以将双手放在地板或者瑜伽砖上。如果你将左腿的膝盖放在地板上，那么你将获得一个没有压力的轻微拉伸（下图）。对于这一体式还有另外一种替代选择，那就是花环式（见第 50 页）。

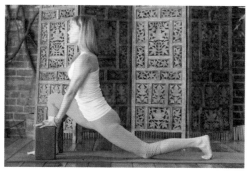

3. 金刚坐

这一体式是英雄式的前奏，也是一种极好的冥想和调息姿势。除了拉伸脚和脚踝之外，它还能让四肢和膝盖得到良好的伸展，辅助消化，让脊柱更加强壮有力。坐在小腿上，坐骨放在脚掌上。双脚向中间靠拢，10 个脚趾甲都要接触地面。使肋骨陷入你的身体，保持脊柱挺直。双手放在大腿上，手掌朝上或朝下均可，大拇指与食指相扣做智慧手印。面部肌肉放松。这一体式对于与中脉建立联系来说尤其有用，中脉即位于人体的中央、与脊柱平行的一条能量通道。专注于呼吸，感受当前的瞬间变为永恒，然后将其与你的生命力量联系起来。保持这个姿势 1 ~ 5 分钟甚至更长的时间。

调整动作：如果你放在地板上的脚和脚踝感到不舒服，那么可以在小腿和双脚下面放一张折叠的瑜伽毯。如果你的膝盖感到不舒服，那么可以在臀部和小腿之间放一张薄的折叠的瑜伽毯。必要时可以添加更多的支撑物。

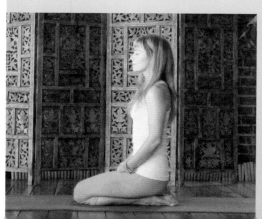

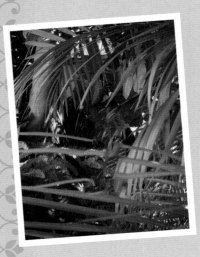

第 2 章
头脑的修复

谁在主导这场精彩的演出？

头脑

"（在一个人或者其他有意识的生物体内）能够进行推理、思考、体会、记忆、认知、判断等的元素、部分、实质或者过程；智力或者理解力，这一点和感觉与意愿大不相同；智商"

思想

"脑力活动的产物，一个人的思考，思考、推理、想象等的能力或才能"

意识

"有意识的状态；能够认识到自己的存在、感觉、思想、周围的环境等；思考和感觉，可以收集起来的，一个人的或者一群人的"

啊，那些美丽的头脑！想到这些的时候你或许会觉得头痛，但是能够思考、拥有头脑是一件多么光荣的事情——因为它是至今大自然创造出来的最神奇的事物，并且远远不止这样。我们的头脑有着神秘的能力，能够观察到自己正在被观察。你的头脑可以想出一个想法，并且它知道它正在思考，同时它很难区分现实和短暂的幻想或者侵入性的想法。在我们的整个生命体验中，头脑的力量是无限的。我们正在通过我们的判断、意见、处理的数据与储存的记忆来生活和感知。如果我们能够追随自己的内心、直奔当下的自由，我们就可以呼吸到新鲜、明晰的空气。我们可以不受比较和过度思考的束缚，创造我们自己的现实。我们可以巧妙地感知并做出有意识的选择，从而拥有有益于自身的信仰——信仰其实仅仅是我们在实践的想法。

对我们来说，头脑是敌是友？瑜伽中的很多体式都是关于静止或者让心灵平静并得到升华的，以至于你可能会认为心灵仅仅存在于实现平和和自由的道路上。虽然这有一定的道理，但是心灵同样也像一匹狂野雄壮的马，它需要被关爱（而不是破坏）才能平静下来，才能不被自身狂躁的能量所反噬。我们心灵的力量是如此之强大，以至于它很难平静地存在于当下，而是不断地穿梭于过去和未来，寻找那些现在已经得到的东西——舒适、灵感和平和。

在练习瑜伽时，我们用身体将自己的头脑约束在当前的任务中。"将注意力放在你的脚上！"当头脑厌倦了在注意呼吸和感知身体的同时还要继续思考其他事情的时候，我们就有机会与它斗争，在冥想的时候把它安抚在我们自己的圈子里。这样我们就体验到了内心的统一，这正是那脆弱的头脑在我们无法掌控的地方经常坚持做的事情。如果我们能接受这一切——在世界上的、我们生活中的、当下的——甚至我们不喜欢的事情，那么我们同心灵的大部分斗争就会消失。在没有斗争的情况下，我们的头脑是真实的，拥有极高的生产力，闪耀着耀眼的光，然后整个世界都将被点亮。

我们将使用一些体式、呼吸方法和冥想来鼓励、劝服并且放松你的头脑，使它进入这种一切都有可能发生、一切都有可能存在的永恒时刻。我强烈建议你在每个序列的练习结束后都进行 3 ~ 15 分钟的冥想。坚持持续的冥想练习才是真正的转变。保持它的简单，只要专注于你的呼吸、安静地坐下就行。

"当你静定你的头脑，从而摆脱头脑的限制，不再是头脑的一部分时，这便是瑜伽。"

——帕坦伽利

焦虑

大情绪前的一小步

在发生次数较少的情况下，因为情境而生的焦虑只是生活中一个正常的组成部分，但是它可能会变成一个暗潮，让你为了头顶不被淹没而不断挣扎。内心的混乱、肌肉的紧绷、精神的疲惫以及常常出现的紧张感作为焦虑的典型特征，在任何情况下对人们来说都毫无乐趣可言。瑜伽能很好地缓解我们生活中的焦虑；并且作为治疗更严重的情况的综合性方法的一部分，瑜伽能够起到强有力的补充作用。肾上腺素和皮质醇，这些和战斗或者逃跑有关的激素的释放可能会对身体和大脑造成伤害。练习瑜伽能够减缓身体的反应，帮助过度劳累的肾上腺。这对你的免疫系统和神经系统来说都将是一味良药。

1. 树式与前额手印

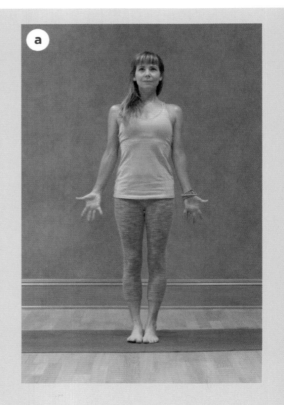

树式属于平衡体式，它就像一棵树一样，将我们吸引到当下的时刻，远离思绪的纷扰。如果你只用一只脚站立，像一棵巨大的红杉一样，那将非常有挑战性，更不用说在心灵受到纷扰的时候这样做！

以山式（见第11页）站立，选择一个关注点（凝视点）。感觉你每一只脚都均匀而牢固地放在地面上（a）。把手放在臀部，然后将自身的重量施加到右脚上。

抬起左腿，弯曲膝关节直到你不用大幅度弯腰就能轻易地够到脚踝。一旦你抓到了自己的脚踝，那么就把它放到右腿内侧的上部，脚趾朝向地板的方向。
保持右脚的稳固，向下扎根到地板中。
左腿尽量向外旋转，以打开左侧的臀部。

现在将两手的手指尖对应着抵靠在
一起，但掌心相互分开（前额手印），
放在心脏前方。手指尖保持一种轻柔但
是牢固的接触。这种手印会将我们的注
意力吸引到当下，有利于我们回忆过
去，平衡身体中的对立能量，培养我们
的知觉。所有的这一切使我们可以获得
内心的平静，让头脑变得清爽（b）。

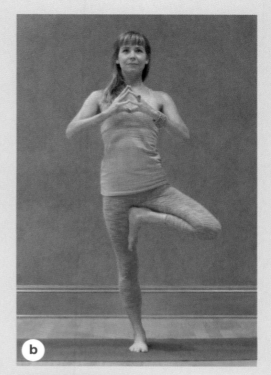

树式还有利于身体和心灵的解放。
这是一种髋关节深处的释放（放手！），
能够积累力量和增强耐性（专注！），
并且增加灵活性（不要太僵硬！），这
些都是内心平静所必需的。如果你能够
让呼吸贯穿你的整个体式，就像风吹过
树叶一样沙沙作响，从而达到与自我分
离的境界，就能到达体验的最高峰。保
持这个姿势 5 ~ 10 次呼吸的时间，或
者直到你有想要移动的冲动，然后放松
回到山式，换另一侧继续。

变式：如果你觉得自己状态很好，
那么还可以在最后几次呼吸的时候增加
手臂的伸展动作（右下图）。这种加了
手臂的变式具有很好的提升效果，而且
令人惊喜的是，它还可能会给你带来更
多的平衡感！当你达到了要求的呼吸次
数，或者感觉可以了，就放松回到山式
站立，然后换另一侧重复上述动作。

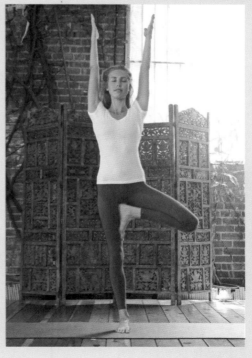

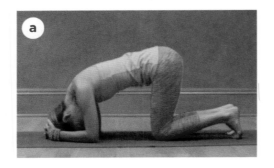

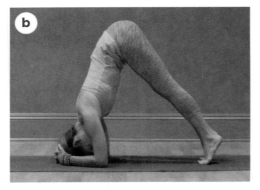

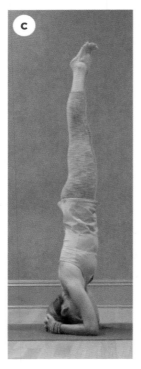

2. 头倒立式

　　头倒立式或许不适合每一个人——比如那些头部或者颈部受伤、视网膜脱落、怀孕早期或者有高风险的孕妇——但是它被认为是"体式之王"，如果可以的话，还是很值得你去探索一番的。这一体式可以让你重新审视自己的观念，让你的头脑平静下来。如果你是这个体式的新手，那么我强烈建议你在一堵墙的前面练习；如果你身边有一位有经验的、知道如何"发力"的瑜伽士，那么请务必寻求他的帮助。关于该体式的具体动作，请往下阅读。

　　用一张瑜伽毯或者瑜伽垫来减轻你的手臂和头部受到的压力。从四脚板凳式开始，将前臂放在地板上，手肘在肩膀正下方，手指并拢。将头顶放在两手中间的地板上。如果你是新手，那么紧握你的双手，将后脑勺靠在手腕内侧。更加有经验的练习者可以张开双手，把后脑勺放进张开的手掌中（a）。

　　抬起臀部（可以考虑使用海豚式或者下犬式，分别见第136页和第13页），然后双脚向前迈步，整个身体变成一个V形。将肩胛骨拉进背部，保持躯干的伸展以避免头部或者肩膀承受太多的压力（b）。手臂紧紧地压实地板，吸气，然后开始抬高双腿。你可以弯曲膝关节，或者用你的核心力量将双腿全部向上伸直。如果你身边有一位教练，或者甚至是一堵墙，那么你可以先抬起一条腿，然后再轻轻带动另一条腿向上抬高。这是一种选择，可以让你避免做出会给你的脖子带来压力或者使你的基础移动甚至倒塌的姿势。

抬起双腿之后，想象一下你正在做一个反转的山式（见第11页），肚脐仍然是姿势的中心。将足弓和髋骨对齐，放松手指和下巴。继续使用灵活的双腿向上提升，弯曲双脚或者前脚掌用力向上推，放松，呼吸（c）。

如果你是头倒立式的新手，那么可以保持这个姿势几次呼吸的时间，然后进入婴儿式（见第14页）休息1～2分钟。逐渐增加呼吸次数直到你能够舒服地倒立3分钟。对于老练的瑜伽士，可以保持这个体式10分钟，只要不感觉疼就行。

如果头倒立式不适合你，那么作为替代，你可以试一下肩倒立式（见第37～38页）或者双腿沿墙上举式（见第32页）。

3. Hansi 手印和三段式呼吸法

"Hansi"手印让我们具有勇气和无所畏惧，最适合用来对抗焦虑和孤独或孤立的感觉。在地板或者椅子上舒服地进入坐姿。分别将双手的大拇指、食指、中指和无名指并拢在一起。然后向外伸出你的小指。将手背放在大腿或者膝盖上。闭上双眼，如果你觉得这样更加舒服的话。

现在开始进入三段式呼吸。深吸一口气到你的腹部底部，然后到太阳神经丛，最后在胸部结束。你可能会发现这种方法很有帮助，形象地说，这一过程就像是用水从底部到顶部灌满一个玻璃杯一样。当你灌满自己的杯子时，稍微停一下，然后将气体从胸部、太阳神经

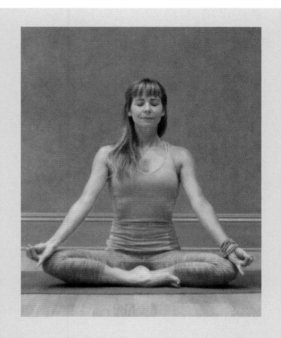

丛，最后由腹部底部呼出去，就像你正在倒出杯子中的水一样。以三段式呼吸1～3分钟。

失去注意力

抱歉，能再重复一遍吗？

这种事情可能在任何时间、任何地点发生，而且往往就在情况最不好的时候发生。你的思绪可能会游离在各个方向，偏偏就不是你最需要它专注的地方。我们的专注力可能会被很多因素影响，例如缺乏睡眠、紧张还有焦虑。注意力的缺失和记忆的丧失也与抑郁症和某些疾病或者情况有关，并且可能与年龄的增长有关系。然而，瑜伽和冥想已经在很多案例中被证明了对上述问题有积极的修复作用。就像瑜伽圣人帕坦伽利在《瑜伽经》中说的那样，"瑜伽控制心灵的意识波动"。以下就是在你需要的时候，能让你的头脑更加有活力、也让你的注意力更加集中的几个技巧。

1. 山式站立和合十手印

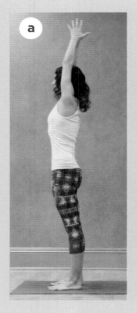
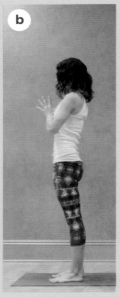

双脚并拢，以山式（见第 11 页）高高站起，双手在身体两侧保持活跃和伸展。从内到外、从前脚掌到脚后跟，均匀地平衡双脚的重量。稳固双腿。选择一个凝视点，在这个姿势下用鼻子进行 5 次呼吸。吸气，向上将手臂举过头顶，双手手掌并拢（a），然后将双手向下放到胸部中央的前侧（b）。这便是合十手印。继续专注于你的凝视点，保持 5 次及以上呼吸的时间。

2. 战士Ⅱ式

按照第100页的说明进入战士Ⅱ式，保持腹部肌肉的紧绷，进行3 ~ 5次的呼吸。一次吸气之后，抬高身体并将双手放在臀部休息。将双脚转向另一侧，然后重复以上动作。

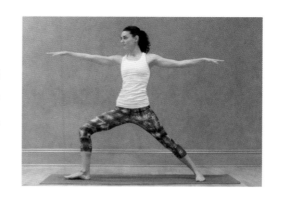

3. 清理经络调息法

这种调息法能够清理身体上的两条主要的能量通道，平衡大脑的左右半球，从而产生更大的能量和更强的专注力。

舒服地坐下，左手手心朝上或者朝下均可，拇指和食指相互接触做智慧手印或者秦手印（手掌朝上做智慧手印，朝下则做秦手印）。也可以将左手放在大腿上好好休息。将右手的大拇指放在右鼻孔处，食指和中指向掌心折叠。用左鼻孔深吸一口气。之后用右手的无名指按住左鼻孔，稍微暂停呼吸。拿开右手的大拇指，让气流从右鼻孔中呼出。然后用右鼻孔吸气，按住两个鼻孔，再用左鼻孔呼气。这是一个循环。

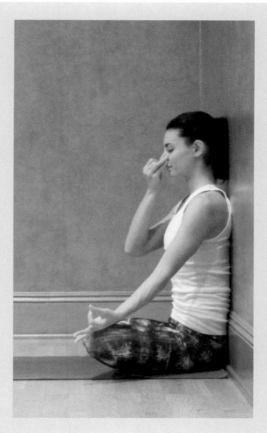

持续进行5 ~ 10次循环，在吸气、暂停和呼气之间保持相同的时间。当你吸气、暂停、呼气的时候可以分别在心中默数5个数。享受这种练习为你带来的明显的提升吧！

不耐烦

你在急什么？

不耐烦的情绪会令当事人和周围的人都很不快。与脾气暴躁的父母和朋友争吵，或者感到时间永远不够用的抱怨和唠叨，都可能会发展为暴怒。丧失耐心让你觉得全天下的事情和人都在挡你的路，让你无法实现自己的目标。目标可能有大有小，但是那种被阻碍得心急火燎的感觉是强烈而持久的。有时候生命之钟嘀嗒作响的声音可能震耳欲聋，让你感到无力，渴望能够掌握控制权。当我们通过练习瑜伽使烦躁的情绪获得了缓解的时候，我们可以与时间和环境建立起一种更加和睦和包容的关系。这将对你的血压、心脏、头脑和人际关系都有好处。

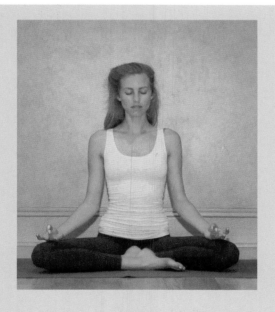

1. 获得满足的冥想和手印

在我小的时候，有一次，我曾经小心翼翼地打开一盒幸运饼干，盒子里面写着"耐心的回报是耐心"。我变得很不耐烦，觉得自己被骗了。几年以后，我却开始非常喜欢这句话。当我们练习冥想的时候，经常会遇到的最大障碍，就是我们的头脑。如果你是冥想的新手，仅仅是安静地坐着就可能会让你失去耐心，更别说去相信这貌似是通向自由的道路了。然而，这是一个极好的机会！因为和冥想待在一起的回报便是从你自己开始的、更大的耐心。

以至善坐式或者简易坐式（见第12页）开始，双腿交叉，或者在一把椅子上舒服地坐下，脊柱挺直。女士们可以将右手的大拇指和中指相互接触，左手的大拇指和小指相互接触，做"Santosha"手印。男士们的手势则相反。呼吸时专注于气流在身体中的进出。计数可能会对你有帮助，比如说吸气的时候数4个数，呼气的时候数6个数。如果你的思维异常活跃、专心数数非常困难的话，可以去倾听你周围的声音。仅仅是观察周围的事物，而不带有任何评论和想法。

练习主动倾听，不需要任何计划。你可以自己去体验任何可能到来的事情。仅仅探索3～5分钟的话是不会找到正确的方法的。

变式：另一种令你专注和平静的选择是在心中默念。当你吸气的时候，默默地念"San"；而呼气的时候，默默地念"tosha"。目的就是找到一个能够接受的时机去拥抱现在。

2. 头碰膝式

以手杖式（见第11页）坐在地板上——脊柱挺直，双腿向身体前方伸直。左膝盖带动整条腿向后移动，将左脚放在靠近右腿内侧和腹股沟的地方（a）。如果你觉得左膝盖疼痛，那么可以将左脚顺着右腿稍稍向下移，直到你觉得舒服为止。

高高地坐起，双臂向上举过头顶（b）。然后将躯干向下压在腿上。肚脐和右大腿中部在一条直线上。双手可以在右腿两侧，也可以抓住右脚心。吸气，脊柱抬起，向上伸展，然后将头部稍稍向胸部的方向弯曲，呼气并且保持这个姿势。保持右腿的灵活，脚趾朝上（c）。

呼吸，然后放松，进行5～10次呼吸之后再换另一侧重复。在做动作的过程中要专注寻找存在于当下事物中的满足感。

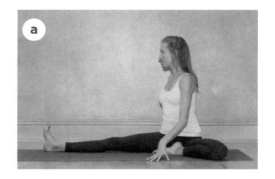

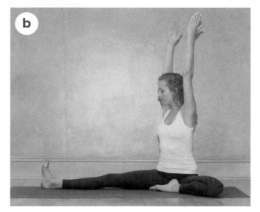

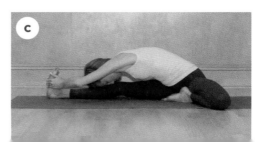

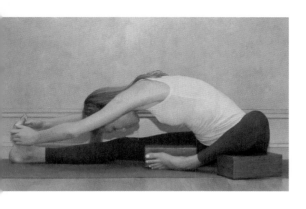

调整动作：如果你感觉下背部脆弱或紧张，可以坐在一张瑜伽毯上。如果你感觉左侧臀部紧张，可以在左膝盖下方放一块瑜伽砖作为支撑。如果你左侧膝盖疼痛，那么可以在左脚和右大腿之间放一块瑜伽砖。

变式：以下是一个更加具有恢复作用的版本。在右腿下面放一个瑜伽枕或者一张折叠好的瑜伽毯，并且将支撑物反折过来放在腿上，然后将前额靠在上面。

3. 左侧的三段式呼吸法

这个方法也被叫作月亮式呼吸法。双腿盘起，坐在地板上，或者坐在一把椅子上，脊柱挺直。左手放在左腿上休息，或者大拇指和食指相扣做智慧手印。将右手食指和中指折向掌心内。用右手的大拇指按压住右鼻孔，使用左鼻孔吸气。然后用右手的无名指按压住左鼻孔，这时两侧鼻孔都被按住，呼吸暂停几秒。如果你是左撇子，那么就用左手的食指和中指按压住右鼻孔，用左鼻孔吸气，然后再用大拇指按压住左鼻孔。几秒之后，拿开右鼻孔上的手指，并且通过它呼气。再次按压住右鼻孔，用左鼻孔吸气，并且重复以上阶段。持续进行 1～3 分钟。在这个过程中，你可能会逐渐地增加屏住呼吸的时间，但是不会感觉到紧张。

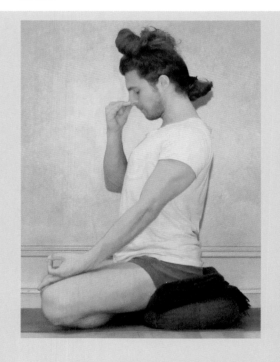

这种调息法可以让身体和心灵平静下来。如果你很容易打冷战，那么不要在冬天做这个动作。如果在月光下练习，你将会非常有感觉！

易怒

从烦躁到快乐

易怒的情绪可以表现为烦躁和沮丧，而且通常是因为生活中的小事。易怒可能成为一种令人极度不安的情绪，导致暴躁的行为，而这又往往会加剧当前这种已经很令人不爽的情况。它产生的根本原因可能是激素的波动——无论是男士还是女士——比如日常生活中的压力、睡眠不足以及不安全感、恐惧和悲伤导致激素分泌量增加。当不满的情绪已经表现为一种持续的人格特征的迹象时，可能就需要认真处理了。当你的坏脾气爆发时，瑜伽可以作为一种即时的改善方法，而持续的瑜伽练习可以使你的人生观念发生转变，进而帮助你更容易地绕过这些混乱的情绪。

不过请注意，练习完瑜伽之后你也完全有可能仍然感觉烦躁！瑜伽练习是要穿越身体能量的各个层次，当事物发生变化、转换、被激发和释放的时候，更深层的感觉就会浮出水面。好消息是，通常情况下，如果你对瑜伽练习感到恼火，那么你将会进入更深的一层；如果你没有这样的感觉，它也仍然是这个健康而有益的过程中的一部分。

1. 拜日式 A 式

拜日式的一系列动作在第 18 ~ 24 页已经有完整的描述。拜日式 A 式需要进行得很快，所以最好先分开练习，熟悉每一个动作。如果你觉得这组动作太难了或者太费力，那么拜日式 B 式可能更容易被你接受和理解。

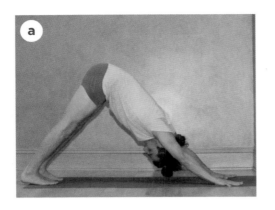

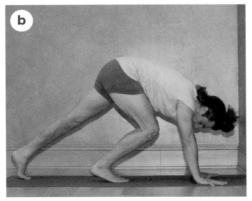

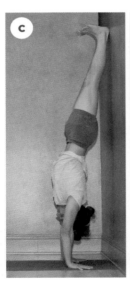

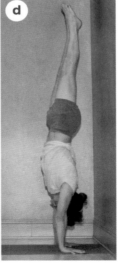

2. 手倒立式

没有什么比倒立更加能让你重新振作起来，并且赋予你一种全新的视角了！如果你在手倒立式上完全是新手，首先请在专业老师的监督下进行尝试。如果你是有一些经验的初学者，那么一堵墙可以很好地为你服务。请仔细阅读如下指引，然后再做动作。

从四脚板凳式开始，面对一堵墙，保持双手距离墙面有 15 ~ 20 厘米的距离。进入下犬式（见第 13 页）（a）。确保你能够均匀地呼吸，你的身体是强健的，你的大脑是放松的。

让主导的那条腿向前迈进一步，这样你的膝盖就会或多或少地落在肚脐下方。这条腿就是你的弹簧（b）。主导的腿向下推，同时另一条腿向上抬起，直直地靠在墙壁上，然后弯曲的腿跟上。保持双臂挺直！你可以将脚掌放平，好像站在天花板上一样（c）；也可以用前脚掌用力向上推。眼睛正视前方，耳朵保持在两条手臂的肱二头肌之间。

如果你想要进行平衡练习，可以使一只脚离开墙面，然后另一只也跟上，双腿有力地并拢到一起（d）。你可以直视正前方，或者将凝视点转移到墙的方向或手指尖上。

只要你觉得舒服，可以一直保持这个姿势。但是要注意，应为释放这一姿势留出足够的力气和能量。当你想要结束该体式的时候，可以在臀部弯曲，保持腹部的活跃，放下一只脚或者两只脚接触地面。缓慢地站起来，以全新的视角去观察这个世界。根据需要重复上述动作。

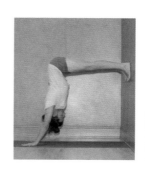
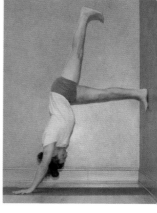

变式："L"形体式非常适合打开肩膀、加强上半身，而且也是你练习手倒立式的极好的选择。坐在地板上，后背靠着一面墙，双腿向前伸出。注意你的脚所在的地方，因为接下来你要将手放在这里。

转换成四脚板凳式，面向墙的反方向，然后将双手放在之前双脚所在的点上。抬起臀部进入下犬式，然后弯曲你以之为主的那条腿，让脚和臀部靠近一些。将这只脚向后迈一步踩在后面的墙上。向天空的方向抬起臀部，同时带动另一条腿向上踩到墙上，然后将两条腿同时伸直。可能你的胸部会前突于双手上方，你可以将臀部抬高一些，挺直双腿，并且将胸部朝着墙的方向移动，直到双手位于肩膀的正下方或者稍微在它们前面。

头垂在手臂之间，凝视墙的方向（左上图）。

如果你感觉自己非常有力，呼吸也很顺畅，那么可以抬起一条腿，保持几次呼吸的时间（右上图）。这种姿势增添了一些力量和平衡的元素，可为练习手倒立式做进一步的准备。

这个体式可能会令你感觉很紧张，并且它并不适合那些肩膀受伤的人。如果手倒立式和"L"形体式都不适合你，那么你可以练习下犬式，保持 3 ~ 10 次呼吸的时间，并根据需要重复动作。

3. 仰卧蝴蝶式

现在你已经解决了一些问题，那就享受这个美好的恢复性的体式吧。躺在一个枕头或者折叠好的瑜伽毯上，按照第 57 ~ 58 页的说明进入这个体式。感受自己的呼吸，学着去欣赏、去原谅、去享受这永恒的现在。

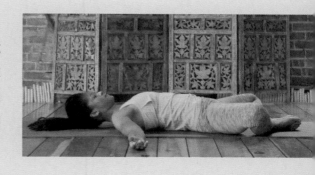

恐惧

另一面就是爱

有时候，我们无法接受生活那不可预测的本质，恐惧就会降临。有很多东西让我们感到害怕，但是如果我们掌握了一些方法，我们就有更多的机会感觉到自己有能力去选择自己前进的方向和关注的事物。当因恐惧而感受到的寒冷和痛苦蔓延到你心里时，请将你的注意力转移到你爱的人或事身上，呼吸，并且沉浸在那种感觉中。保持简单，保持现在。如果在开始下面的练习之前用 5 组拜日式 A 式或者 B 式（见第 18 ～ 21 页）作为热身，那将是一个不错的选择。

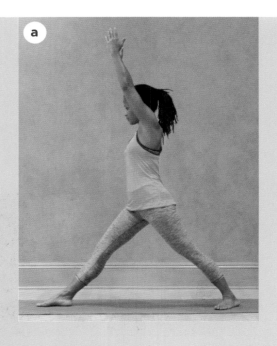

a

1. 战士 I 式

从山式（见第 11 页）开始，双脚向两侧分开（大约 1.25 米宽）。将手臂向身体两侧伸出，双手正好处于脚踝的正上方。将左脚向右转 45 ～ 60 度，右脚向右转 90 度。右脚跟和左脚足弓或者左脚跟在一条直线上。手掌转向天空的方向，然后双臂向上抬起并相互平行（a）。

躯干向右转，面向右腿的方向。在

这里设置一个凝视点。吸气，通过指尖向上伸展整个身体，挺直你的脊柱。

呼气的同时弯曲右腿。将身体的重量用力地按压在左脚跟上，激活你的核心力量（b）。

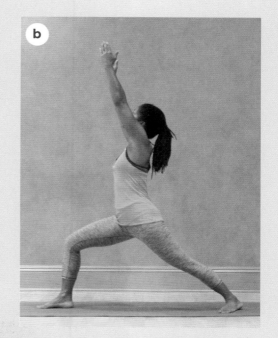

如果可能的话，前臂和耳朵可以位于一条直线上，或者也可以打开双臂，来缓解紧张的肩膀。保持这个姿势3～5次呼吸的时间，然后伸直右腿。换另一侧重复上述动作。如果需要的话，可以将双手靠在臀部上方，放松一下你的手臂。

变式：当你抬起手臂、手掌向前、用嘴呼气的时候，手肘弯曲并把双手向下拉到耳朵两侧，手掌一直保持朝向前方（右中图）。这是释放内心的紧张情绪、激活储存在心脏中的勇气之能的极佳方法。

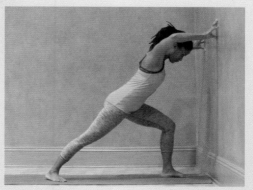

如果你正在练习一个串联瑜伽序列的话，你也可以从下犬式（见第13页）直接进入战士Ⅰ式。

调整动作：你可能发现如果有墙的帮助，这个动作做起来感觉会更好一些。按照上面的所有动作说明进行，只是要在距离墙数厘米的地方。在弯曲膝关节并且向前迈出弓步的同时把双手或者指尖按在墙上（右下图）。

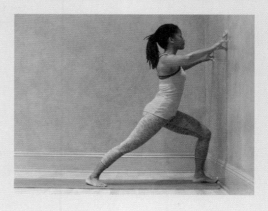

2. 战士Ⅱ式

从山式（见第11页）开始，双脚分开一步宽，双臂向身体两侧伸出，与肩同高。此时脚踝应该处于手腕的正下方。将左脚向右转30度，脚趾指向右侧。将右脚转向外侧，远离身体，指向前方。保持脊柱的直立，胸部在肚脐和胯骨的正上方。

呼气，缓慢地弯曲右膝，同时仍然通过左脚跟与地板进行接触。确保右膝盖在右脚第二根脚趾的正上方。把你的凝视点放在右手的中指上方。放松肩膀，但同时保持手臂的伸展。使用腹部肌肉的力量，保持这个姿势3～5次呼吸的时间。吸气，身体向上抬起回到原位，双手靠在臀部休息。将双脚转向另外一侧，然后重复上述动作。

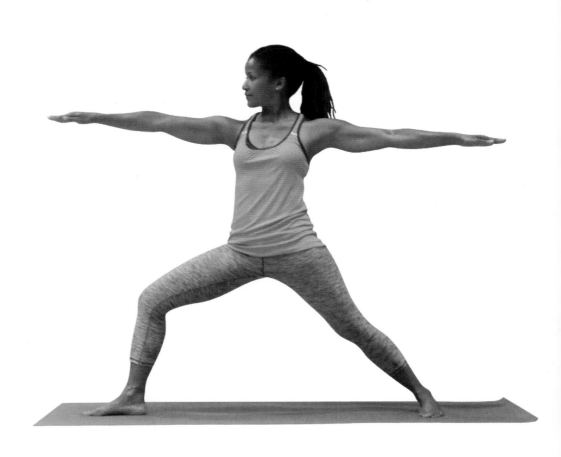

3. 骆驼式

后弯腰能够打开胸腔，可以增强勇气、释放恐惧。骆驼式使人振奋，但是必须要谨慎对待。如果你是这个体式的新手，请准备一些瑜伽砖，在双脚的外侧分别竖着放一块（详见下一页的调整动作）。如果你的后背或者脖子受了伤，那么可以练习桥式（见第 62 ～ 63 页）作为替代。

首先跪在一张瑜伽垫或者瑜伽毯上，双膝分开与胯同宽，臀部在膝盖的正上方。你可以把脚放平，脚趾甲抵在地板上。或者如果你的背部比较柔软，那么可以脚趾回勾，做一个提升。将双手放在臀部，稍微向内旋转大腿，这样髋骨将指向正前方，而不是偏向两边。

用力按压双脚顶部（或者脚趾），并且把双手放在腰部的位置，手指朝下。肩胛骨向下陷到背里面，扩展胸腔。将双手的掌跟紧紧地压在背上，伸长骶骨。感受这种对抗的能量——一边通过双腿和双脚扎根地下，一边通过胸部和头顶进行提升（a）。

想象你正要躺在一个巨大的球上，开始放松你的后颈部，不要让它陷入脖子里——要保持后颈部伸长。呼吸的同时专注于你自己的感觉。如果你觉得紧张或者呼吸不畅，那么可以在几次呼吸中将后颈部稍稍往回移动一些。如果你

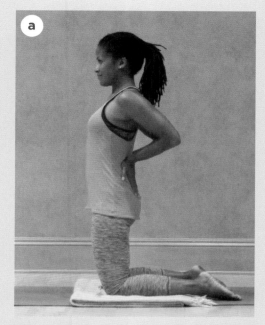

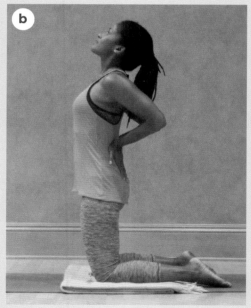

感觉良好，那么就保持这个姿势 3 ～ 5 次呼吸的时间（b）。

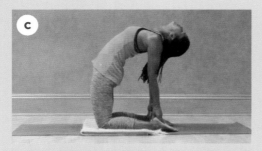

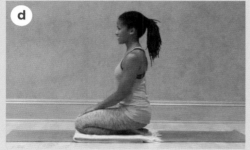

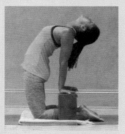

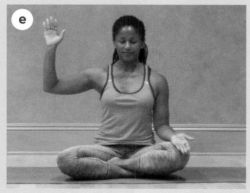

以通过胸部发力得到更多的提升，带动肩胛骨深入后背内部，并且保持双腿紧绷，臀部内收。向上直视天空，或者稍稍放松后颈部，保持脖子伸长（c）。

保持这个姿势3～5次呼吸的时间，然后将双手放在腰部，双腿向下按压地板，直起上半身。重新坐到脚后跟上，同时肋骨放松陷入身体内部（d）。

休息，呼吸，感觉。重复一次或两次，在每个姿势之间记得放松。

调整动作：如果你的手指够不到脚踝，那么可以在每个脚踝的外侧放一块瑜伽砖，将双手放在瑜伽砖上，手指朝向后方。如果需要的话可以稍微调整一下，让双手处于肩膀的正下方（左图）。

当你完成这个体式的时候，你可能会希望再添加一个扭转。当然，最后以摊尸式（见第15页）进行放松是再好不过的啦。

在你开始新的一天之前，你可以花一些时间（甚至短短几分钟）双腿交叉，以简易坐式或者其他舒服的姿势坐下，同时施无畏印（e）。弯曲手肘，将右手抬高到右耳的高度，张开手掌，朝向前方。将左手掌心朝上，放在左侧大腿或者膝盖上，手掌放松，完全张开。闭上双眼，让安全、安心和神圣的保护之感进入你身体中的每一个细胞。这种手印代表了和平、保护和仁慈，可以消除恐惧。

如果你想要在这个体式上做得更加深入（前提是你感觉良好，并且想获得更多体验），可以用手指向下去够脚后跟。一旦接触到脚后跟，你可

拖延

不，就是现在！

即使是对那些在一天的最后一刻才感觉精神振奋的人来说，拖延对身体、头脑和精神也是有很大影响的。我发现这往往是一种给本来就很苛刻的生活又施加额外控制的副产品。尽管作为一种生活习惯，拖延既不高效也不健康，但是它可能和一种我们觉得讨厌的任务或职责，或者一些我们必须做的但同时让我们感到害怕的事情有关系，也可能是因为我们的自我怀疑导致的灵感缺乏。我们可以使用一些激活太阳神经丛的动作来增强和恢复活力。规律的训练是瑜伽练习中的关键要素之一，而拖延将会带来失败，所以现在就让我们做起来吧！

1. 平板支撑

平板支撑是锻炼核心肌群的最佳方法。它是流瑜伽序列中的综合部分，并且也被用作站式到坐式的过渡动作。你可以从下犬式（见第 13 页）开始，也可以直接在地板上进入这个动作。

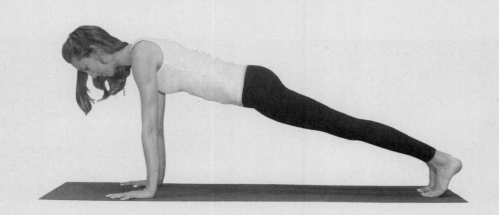

从下犬式开始，你只需要抬高前脚掌，然后将躯干像波浪一样向前滚动即可，同时把肚脐拉向脊柱。你的双手可能不在手腕的正下方（这是我们想让双手处于的地方），这时候你可以稍微调整一下。前脚掌应该在脚后跟的正下方，与胯同宽。放松上背部，让它"融化"在肩胛骨之间。激活腹部肌肉，并使双臂的肱三头肌相互靠近，保持肩膀不断远离耳朵。后脑勺应和脊柱保持在一条直线上。整个身体应从肩膀、臀部到脚后跟逐渐向下倾斜，就像一块在斜坡上的木头一样。

如果在地板上进入平板支撑体式，可以从四脚板凳式开始，双手在肩膀的正下方，然后依次向后伸出一条腿。保持平板支撑姿势 3 ～ 5 次呼吸的时间，进行 3 组。在动作的中间可以进入下犬式（见第 13 页）或者婴儿式（见第 14 页）休息。

调整动作：如果你的腰部承受不了平板支撑，可以尝试跪式平板支撑（左下图）。弯曲膝关节并将其放在臀部后面数厘米的地板上，双手放在肩膀的正下方。将脚趾回勾，并且交叉脚踝。手肘向后弯曲，将躯干下降大约 15 厘米。然后将背部用力向上推。保持腹部肌肉的紧绷，尾椎骨向身体内部卷起。不要拱起上背部。在这个姿势下做 5 ～ 10 次推起，然后进行 1 ～ 3 组，当躯干下降的时候吸气、抬升的时候呼气。

如果你的肩膀或者手腕受伤了，那么可以尝试海豚式平板支撑（右下图）。从四脚板凳式开始，将小臂放在地板上，从而使手肘位于肩膀的正下方。然后依次向后伸出一条腿。保持肩膀和臀部在同一个平面上，保持腹部肌肉的紧绷，并且记得呼吸！保持这个姿势 3 ～ 10 次呼吸的时间，做 3 组，并在动作中间进行休息。

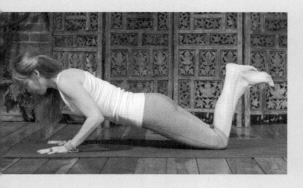

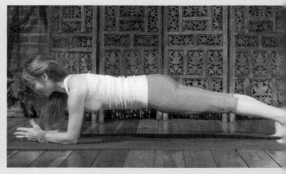

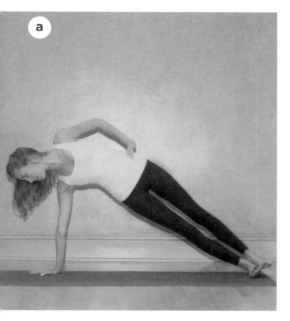

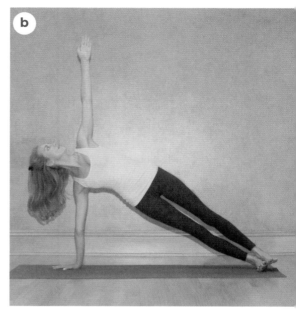

2. 侧平板支撑

这个体式的梵文名称中包含了"最好的、最丰富的"意思，并且是很多圣贤的名字。它能够提高专注力和平衡感，加强手臂、手腕、双腿和腹部的力量。虽然它的要求很严格，但它能够体现一个人动态的力量和乐观的精神，可以让人信心大增。

从下犬式（见第13页）开始，然后转换为平板支撑（见第103～104页）。将双手移到肩膀前面数厘米的地方。整个身体转向右侧边缘，并且将左脚放在右脚上面。将左手放在臀部左侧。整个身体就像一块木头一样坚固而又笔直，并且注意不要抬高臀部，右侧的臀部仍然保持和平板支撑时同样的高度。两侧的胯骨都要指向前方。保持肩胛骨向后背内部下沉，以及腹部肌肉向脊柱方向收缩（a）。

你可以将左臂向上伸直，转头看向左手的方向（b），或者把左手一直放在左臀上。在每一侧保持这个姿势3～5次呼吸的时间。

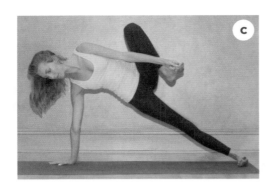

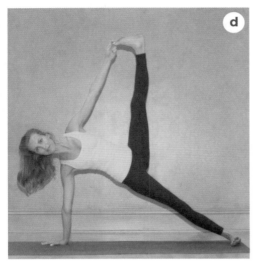

变式：这个变式实际上是整个动作接下来的一部分，但它是可选择的。如果你已经做到了这个体式，并且感觉十分安全，感觉你的身体非常强健有力，那么你可以弯曲左膝，用瑜伽脚趾扣（食指和中指一起圈住大脚趾）抓住你的大脚趾（c）。将左腿向天空的方向高高地举起，竖直地立在左臀部的正上方（d）。尽量面向侧面，并将尾椎骨拉入身体。

调整动作：这一姿势可以用3种方式改变。第一种是将右膝弯曲并放在地板上，右脚脚趾回勾，且稍稍向身体右边外侧移动（下左图）。第二种是把左腿向前迈一步，左脚平放在左膝盖下方的地板上，面朝地板的方向（下中图）。第三种是将右前臂放在地板上，右手手肘放在右肩膀的正下方，手指指向天空的方向（下右图）。3种都尝试一下，看哪种方式最适合你。

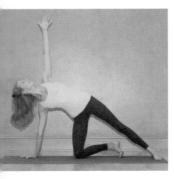
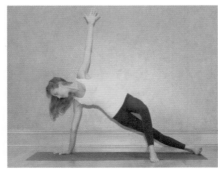
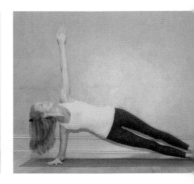

3. 手拉脚趾伸展式

对我而言，这个体式是朝向光明、祝福和忘我的瑜伽之旅的有机体现。你的脸和脚朝着同一个方向抬起，就像一棵向日葵一样追随着太阳。这种感觉是高贵的、直率的，但同时也是谦逊的。失去平衡和容易翻向后侧的风险总是很有趣的，令人非常兴奋。有什么体式能比在危险边缘保持平衡更让你的身体容易热血沸腾呢？

这一体式可以通过很多种方式实现。一种是从坐姿体前屈开始（也叫作向西伸展式，见第 66 ~ 67 页）。坐在地板上，双腿向前方伸出，脊柱挺直，双腿保持灵活，双脚弯曲回勾。吸气，向上伸直双臂，然后当你呼气的时候，把双手向下伸靠近双脚，拉长脊柱。膝关节弯曲，用食指和中指围住大脚趾，并且用大拇指锁住它（a）。身体向后滚动，保持腹部肌肉的坚实。保持胸部的提升，并将双腿伸向天空的方向（b）。注意，提升胸部，不要让背部弯曲成圆

形是非常重要的，否则你会发现身体所呈现出的直线在背部处断裂了。

如果你按照这种方式做了，但结果滚了过去，那么可以用第二种方法进入这个体式。也就是从犁式开始，换个方向进入，借着吸气的动力，激活核心肌肉，然后滚动到坐骨上。呼气，快速调整腹部肌肉（我称之为腹部撕裂），并伸展腿部。

第三种方式是从蝴蝶式（见第 70 页）开始，也就是坐下，脊柱挺直，双脚脚底并拢。用瑜伽锁锁住大脚趾，借助胸骨的提升向后滚动，并且将双腿向上伸出。一动不动地凝视脚趾后侧，以帮助身体保持平衡。一旦做成了这个动作，便可以保持这个姿势 30 ~ 60 秒的时间，慢慢体会这个姿势。

两只脚就像是冲着紧张的系统发射的希望之箭。当你能在这个体式中真正地呼吸时，其本质上的稳固、愉悦和安逸就像最甜美的花儿的芳香一样，充满你的身心。

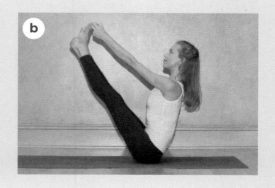

愤怒

利用它，或者抛弃它

愤怒是一种复杂的情绪。瑜伽士把它看作精神层面和身体层面中间的部分，就像其他所有的情绪一样。当我们生气的时候，我们能够感受到肾上腺素和去甲肾上腺素在自己神经系统中的释放。这也就是我们情绪发作的导火索。许多情绪可能掺杂在愤怒之中，比如说恐惧、悲伤、嫉妒、不公平感等。如果引导得当，愤怒可以变成积极转变的催化剂。然而，如果缺乏情绪管理的工具，它也会成为一种有害的反应习惯。当你感觉愤怒的时候，别人可能会对你说"冷静下来"，而这也恰恰是瑜伽能够带给我们的平复情绪的效果，这将拯救我们于崩溃的边缘。如果你需要释放自己愤怒的情绪，那么就请从拜日式 A 式或者 B 式（见第 18 ~ 21 页）开始吧。

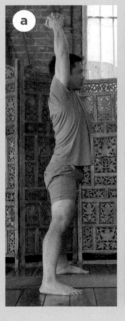 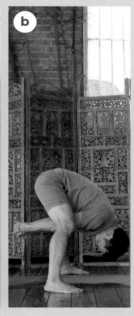

1. 双角式或三角前弯式（加劈柴动作）

声音和动作结合起来是一种释放愤怒的方式。我非常喜欢这个动作，因为它是发自内心的、非常活跃的。从山式（见第 11 页）站立开始。将双手放在臀部，双脚分开进入跨式——双脚的外缘要相互平行，脚后跟在一条直线上。保持这个姿势几次呼吸的时间。

然后腿部保持不动，手臂上举过头顶，双手手掌相对，交叉并相互握住(a)。吸气，手臂抬高；呼气，手臂放下，向后穿过双腿，同时大喊"哈"（b）。

保持腿部和腹部肌肉的稳固。然后吸气，同时重新举起手臂。这个动作做 3 ~ 5 次，然后进入体前屈或山式休息。该体式的动作重复做 3 组。

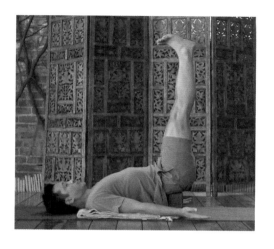

2. 肩倒立式

　　按照第 37 页的动作指导进入肩倒立式；如果你的脖子、手腕或者肩膀受伤，那么可以使用瑜伽砖，按照第 62 ~ 63 页的动作指导进入支撑的肩倒立式。这个体式做起来应该会感觉好一些，并且坚持下来并没有那么困难。如果你仍然感到困难，那么可以用双腿沿墙上举式（见第 32 页）代替。

3. 狮子吼式

　　当你习惯于像狮子一样咆哮的时候，你可能会感到有些愚蠢和尴尬，但是这一点点愚蠢可以抚慰一只愤怒的野兽。同时，这种呼吸法也会使喉咙和脖子变得轻盈（就算是狮子也喜欢年轻的外表），加强喉咙前面的颈部肌肉，释放下巴的紧张感，激活瑜伽收束法。选择一个你喜欢的位置；双脚大脚趾靠拢在一起，双膝张开，坐在脚后跟上，或者甚至可以像一只猛扑过来的狮子一样向前冲。

　　吸一大口气，然后当你用力呼气的时候伸开双手——就像狮子那巨大的爪

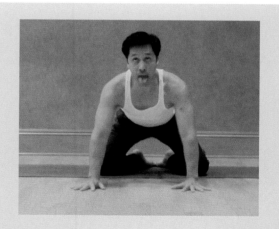

子一样——把它们深深地按压在双腿或者地板上，同时伸出舌头，尽量睁大双眼，眼珠朝向额头的方向看去。保持这个姿势 20 秒的时间，然后放松，正常呼吸。重复做两组动作。

冷漠

何必要费心呢？

冷漠可能是创造力和浪漫的干旱期的产物，它也可能在人们被铺天盖地的消息惊醒或经历一系列具有挑战性的事件之后瞬间爆发。当生命及其存在的意义问题使我们的精神变得消沉的时候，冷漠的情绪就会袭来。从定义上讲，冷漠是一种情绪或者感觉的缺失。情绪这个词的英文"emotion"是从拉丁文"emotere"转变而来的，意思是"运动中的能量"。而冷漠的人完全没有足够的能量，甚至不能被自己的无精打采所扰怒，其特点往往是缺乏运动。然而，瑜伽驱动着生命能——生命的力量、活力，它们见证着我们的存在。生命能可以被我们的呼吸所物化，是对付冷漠的理想解药。最艰难的部分就是迈出开始的那一步。如果你正是艰难的时刻，那么参考第 103 页的拖延部分。在开始这一序列之前，通过练习拜日式 A 式或者 B 式让你的血液流动起来是一个不错的主意。

1. 单腿鸽王式

从下犬式（见第 13 页）开始，然后抬起左腿，将其放到双手中间的地板上。弯曲左膝，尽量让腿部和瑜伽垫的边缘平行（a）。现在按照第 71 ~ 72页的动作说明（同时也包括变式和调整动作）进入这个体式（b）。

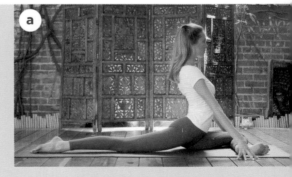

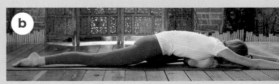

2. 半月式

　　这个体式堪称一场刺激臀部和打开心脏的盛宴。它所需的力量和平衡能够让心灵直接关注当下这一时刻。它激活了骶骨这个能量中心——创造力和快乐的所在地，这也是从冷漠状态转变过来的一种福利。在做这个体式时，你可以在瑜伽垫的右上角放一块瑜伽砖或者几本书。

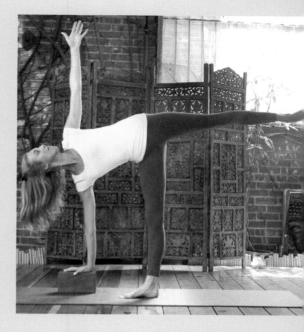

　　从山式（见第 11 页）开始，将双手放在臀部，双腿向两边迈一步，或跳步分开（大约 1.25 米宽）。将左脚向右扭转 45 ～ 60 度，右脚向右扭转 90 度。双手向外伸展开，与肩膀同高，手掌向下。将肚脐向内吸，延伸骶骨，呼气，然后弯曲右膝进入战士 II 式（见第 100 页）。你可以在这个姿势下进行几次呼吸，享受战士 II 式，或者直接进入半月式。

　　把左手放在左臀部，吸气，然后右腰部用力，右手臂向前向下伸展，同时左腿向左迈一步，左脚伸到瑜伽垫的中央。将你全身的重量都集中在右腿上，左腿向上抬起，大腿坚实，左脚弯曲回勾。如果右手距离地板仍然很远，以至于需要大幅度地弯曲右膝，那么可以把右手放在支撑物上。不管是什么情况，都要保持右手和右肩在同一条直线上。

　　开始挺直右膝，这里要注意，不要

锁住或者过度拉伸。保持肋骨下陷进入你的身体，左腿保持灵活，如果你感觉动作稳定，可以将左手臂向天空的方向伸出。扭头凝视左手大拇指，它应该在你鼻子的正上方。左脚内侧应该和地板保持平行。检查一下你的右脚是否指向右侧前方，膝盖是否在胫骨正上方以使臀部的扭转达到最大。保持这个姿势 3 ～ 5 次呼吸的时间。换另一侧重复以上动作。

　　变式：按照半月式的动作指导进行；然后弯曲在上方的那条腿，并且用手抓住那只脚。保持核心的稳固，轻轻地打开肩膀，然后为了更深层地扩展心脏、臀部和心灵而呼吸。这个体式叫作甘蔗式。

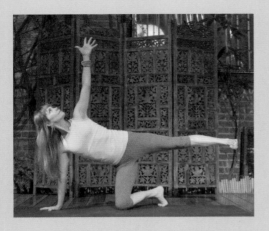

上，将右脚稍微向膝盖右侧移动数厘米。保持右手在右肩正下方。将左脚以45～60度的角度平放在地板上。左手放在左侧臀部。当你感觉动作稳定的时候，将左腿向上抬高到臀部的高度，并且弯曲左脚。然后将左臂向上抬高，凝视左手的大拇指。这样你就创造了一个迷你月亮！

另一种选择是按照半月式的动作指导进行，但是在离墙数厘米的地方做动作，以获得更多的支撑。如果你怀孕了，这是一个非常好的选择。

调整动作：如果这个体式超出了你的能力范围，那么你可以进入四脚板凳式，然后将自身的重量转换到右膝盖

3. 太阳呼吸法和生命手印

我们已经利用了月亮带给我们的灵感，所以现在，我们将要唤醒太阳的能量以保持平衡。舒服地坐下，左手大拇指、无名指和小指的指垫互相接触，食指和中指向外伸长做生命手印。这是代表了生命力和生命能的手印。

现在右手做鹿印，也就是将中指和食指牢牢地压在手掌中，并将小指放到无名指之下。如果这对你来说比较困难，那么可以转换为毗湿奴手印，将小指自由伸出即可（右图）。如果你是一个左撇子，那么可以交换双手的动作。将右手的无名指放在左侧鼻孔上，使用右侧鼻孔吸气。再用拇指压住右侧鼻孔，将两个鼻孔都稍微堵住一会儿，然后放松

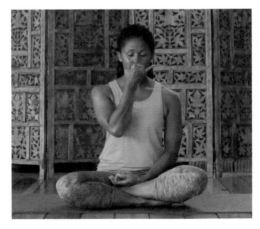

手指，用左侧鼻孔呼气。继续这样做，一直用右鼻孔吸气，左鼻孔呼气，保持1～3分钟。这种呼吸法可以培养你的毅力、热情和劲头儿，重新燃起你的希望。当你完成这些动作之后，冥想一会儿，然后祝贺自己朝着正确的方向迈出了有力的一步。

筋疲力尽和不堪重负

就像人生之帆失去风的时候

当我们感到筋疲力尽的时候，就像是地平线上升起的雾吸收了太多的能量、占据了我们的视野，以至于我们都无法想象太阳那耀眼的光芒。众所周知，巨大而又长期的压力能够造成或者加剧肾上腺的疲劳、肌纤维的疼痛、激素的枯竭、免疫系统的紊乱，以及其他健康问题。然而，如果我们积极调整，我们可能会在身体被压垮之前发现一些迹象和症状。当意识到你需要充电的时候，先让你的生活喘口气儿，或许就是让医生远离你的秘诀。

1. 甜美的姿势（在椅子上的简易坐式）和胜利呼吸法

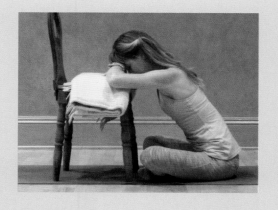

在一把椅子前双腿交叉，以简易坐式（见第 12 页）的姿势坐在地板上。如果你感觉下背部很紧张，那么可以坐在一两张折叠好的瑜伽毯上。你也可以在椅子的座位上放一张普通的毯子或者一条毛巾，这样你会觉得更加舒服。前臂交叉，然后将额头放在手臂上。放松，慢慢地进入这个姿势之中。

这个姿势需要很少甚至不需要身体用力，应该会让你感觉非常舒服。专注于自己的呼吸。将注意力从其他任何事情转移到呼吸上。感受气流在身体中的移动。在使用鼻子吸气之前，调整自己的意识，轻轻地压迫喉咙，体会这种感觉，并且倾听自己呼吸的声音，就像是"呼呼"声或者海浪低吟的声音。以同样的方式呼气，倾听它的声音（胜利呼吸法，见第 30 ~ 31 页）。如果你感觉这些动作做起来有些困难，那么可以张着嘴呼气，然后闭上嘴再试一次。

倾听身体中的那片海，直到你觉得自己已经平静下来，已经体验到了呼吸、体验到了此刻。你可能希望把注意力都集中在呼吸上，或者放松地进入柔软、自然的呼吸状态，然后进入"制感"的阶段——抑制自己的感觉。只要你感觉舒服，就可以一直保持这个动作。

调整动作：你可以把双腿向前伸出去，摆成一个"V"字形，这样可能会比双腿交叉更加舒服一些。如果你的双腿向正前方伸出，那么可以将它们放在椅子的下方。如果双腿摆成"V"字形，那么可以将它们放在椅子腿外面的两侧。

2. 支撑的婴儿式

在做这个舒服的、有恢复作用的体式时，你需要一个枕头或者几张折叠好的瑜伽毯。从四脚板凳式开始，将双脚的大脚趾向内并拢并靠在一起，双膝彼此分开。向后坐在脚后跟上，肚脐拉向脊柱。把支撑物放在膝盖之间直到腹股沟或者腹部的位置，然后身体向前倾斜，让躯干和头部沿着支撑物趴下去，并将腿部向后靠着脚后跟。只要觉得舒服你

就可以保持这个姿势，不过要至少5分钟的时间。将头转向另一侧，然后保持同样长的时间。

调整动作：如果你的脚踝有任何的不舒服，那么可以在脚底下放一张瑜伽毯。如果你的膝盖或者股四头肌感到紧绷，那么在臀部向后坐下之前，可以在膝盖后面放一张瑜伽毯或者一些均匀紧致的类似的支撑物。

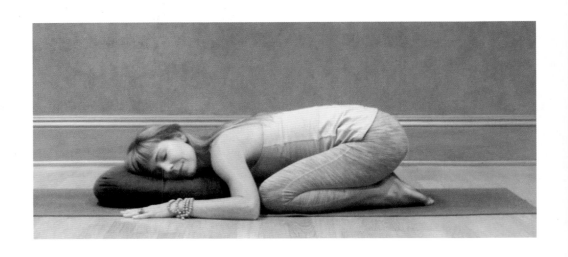

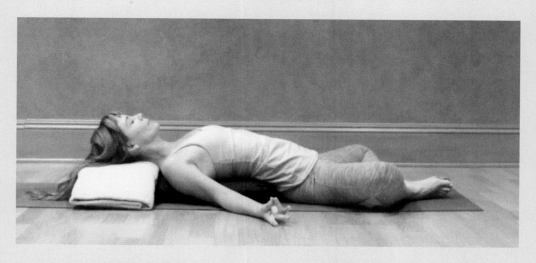

3. 仰卧蝴蝶式和瑜伽呼吸法

按照第 57 ~ 58 页的动作说明来进入这个体式。

现在，让我们练习三段式呼吸法或者瑜伽呼吸法。对于三段式呼吸法，首先吸气，让气流进入腹部的底部，然后到达太阳神经丛，最后抵达胸口处。短暂地停一下，然后让气流从上胸部到太阳神经丛，最后从腹部底部呼出去。

至于瑜伽呼吸法，通过鼻子吸气，同时调整你的意识，然后轻轻地收紧喉咙。体会这种感觉，并且倾听自己呼吸的声音——就像是"呼呼"声或者海浪低吟的声音。接下来用同样的方法呼气。

一旦你感觉到动作稳定和心神专注，就可以回归舒适、自然的呼吸，想象自己正漂浮在水中。通过释放臀部的紧张感，轻轻拉伸腹部的肌肉，这个体式可以在骶骨能量中心中储存和谐的能量。它能够激活和储存我们的力量感和舒适感，缓解焦虑，安抚我们急躁的心灵。只要你喜欢，保持这个体式多久都可以。

变式：如果你愿意，那么当你练习瑜伽呼吸法的时候可以躺下，采用双腿沿墙上举式（见第 32 页）。

如果你准备在练习完这些体式之后进行冥想——这也是我极力推荐的，可以使用地手印，也就是两只手分别将大拇指和无名指并拢到一起（上图）。这个手印减少了火元素的能量，同时增加了大地的元素，可以帮助我们的身体去恢复和重建，保护我们不被烧毁。这是一种具有补益作用的手印。

强迫症

随它去，就随它去吧！

越来越多的研究已经证明，瑜伽对强迫症人格——无论是行为上的倾向性还是生理性的精神障碍——具有巨大的影响。它可能是你的"药物"，或者当前治疗中的一味补剂；只要坚持练习，瑜伽能够让你回归自己的本真和完美的天性。如果你有时间，那么可以根据时间练习晨间、午间或者晚间动作序列（见第 162 ~ 175 页）。在练习下文的第一个体式——弓式之前，你应该使用第 162 ~ 175 页中介绍的任何一种方式来进行充分的热身。如果你没有那么充足的时间，可以跳过弓式，直接练习月亮呼吸法和商穆克伊手印，最后以摊尸式（见第 15 页）结束。如果你的心灵正处于非常煎熬的状态，那么试着练习调息法、手印和日常冥想吧。

1. 弓式

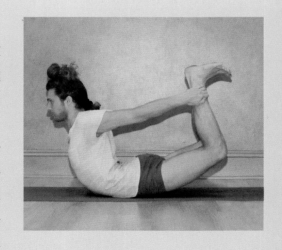

腹部着地趴下来，并且将前额放在地板上。弯曲膝关节，向后伸展脚踝或者脚尖。双腿大腿向内收缩，肩胛骨内收，肩膀抬高离开地面。吸气的时候，用双腿向后伸，同时抬起身体，只有骨盆和小腹着地。向前凝视，或者将脖子向前伸长，头部尽量向后靠，注意不要把脖子后面压得太紧。只要你的呼吸均匀，就可以保持这个姿势。然后放下身体，头部靠在双手上方，趴在地上休息。

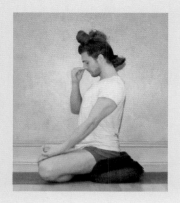

2. 月亮式呼吸

按照第94页的动作指导进行左侧鼻孔的呼吸法。

3. 关闭七窍（商穆克伊手印）

这个手印非常强大，它能通过封闭耳朵、眼睛、鼻子和嘴巴，减弱我们对外界刺激的敏感度，引导我们走向制感（控制感觉）的层面。虽然用外部刺激来分散我们的注意力可以有效地减少强迫症的思维模式，但是练习制感更加能够舒缓神经、让身体保持轻松，而不是转变为焦躁不安的心情。

舒服地坐下，脊柱挺直。举起双臂和双肘，用双手的大拇指按住双耳，食指轻轻地遮住眼睛，中指按住鼻孔，将无名指放在嘴巴上，小指放在嘴巴下边。

抬起鼻孔上的中指，并且缓慢地吸气。按住鼻孔，憋一小会儿气，只要你觉得舒服即可。然后再次通过鼻孔呼气。这是一组动作。如果你是这个体式的新手，那么可以练习5~10组动作。对于那些有更多经验的练习者（尤其是使用过三段式呼吸法的，见第91页），

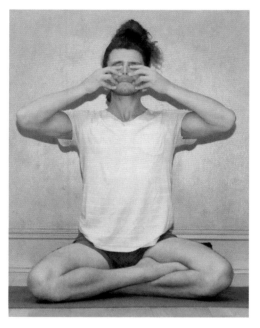

可以进行5~10分钟的练习，然后在需要的时候休息。

当你将双手移开、睁开双眼的时候，你会发现自己的视野有些模糊。放松并且等待一会儿，你的眼睛会很快调整好，整个人也将变得神清气爽。

抑郁

美丽的颜色，难过的感觉

海洋和天空那美丽的蓝色可能会唤起人们对广阔自然美景的感叹和喜爱，蓝色的情绪状态却完全是另外一回事。在悲伤和冷漠之间徘徊，在绝望与崩溃的边缘游荡；抑郁可能是我们最喜欢的艺术作品的绝佳素材，但是置身于蓝色情绪之中的现实则远远不如它听上去那么浪漫。

1. 树式加莲花手印

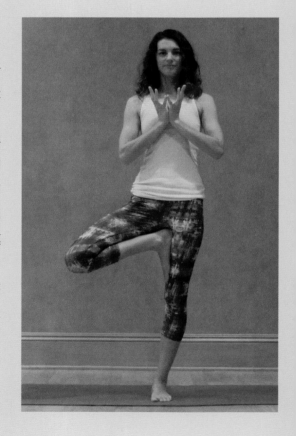

平衡感总能有效地将我们拉出过去（许多抑郁情绪"播种"的地方），走向当下。

按照第 86 ~ 87 页的树式动作指导进行，但是在这里，我们使用莲花手印来替代前额手印。手印的含义是"愉快"和"拉动力量"，所以我们能够从练习中提取一些愉快的事情。这也恰好是莲花的象征，在湖底或河底密集的淤泥中扎根，精准地朝着光亮的方向生长一整年的时间，才能带着一身的荣耀冲出水面，并没有被一开始的淤泥所污染。当它开花的时候，花朵夜间闭合，淹没于水面以下；第二天随着太阳升起，花朵再次上升到水面上。它的种子中包含的是幼小的叶子，已然是成熟花的雏形了。在生活中，我们无数次地从黑暗走向光明；而每一天我们都能向着光亮怒放，不带有过去的污点。

将双手的手掌跟、小指和大拇指并拢到一起，其他的手指则向外舒展开。当你在树式中的姿势稳定了之后，将这个手印放在心脏中心的位置。你可能会将这个手印向天空的方向抬高，想象你的生命又充满了活力——就像将阳光注入了你的血管中一样。你要让自己重新意识到当下的时刻，以及未来会拥有的一切奇迹。

2. 手倒立式、头倒立式、L 形倒立式或者下犬式

基本上选择一种倒立动作去做就行，因为将你的脚放在头之上可以动摇一切自认为是正确的事情！可以从手倒立式（下左图，见第 96 页）、头倒立式（下右图，见第 88 ~ 89 页）、L 形倒立式（下页上左图，见第 97 页）或者下犬式（下页上右图，见第 13 页）中选择一个进行练习。

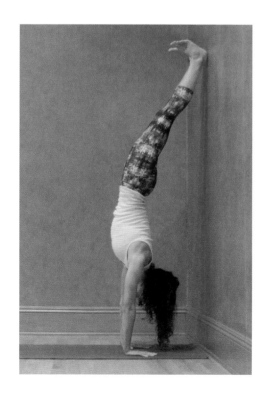 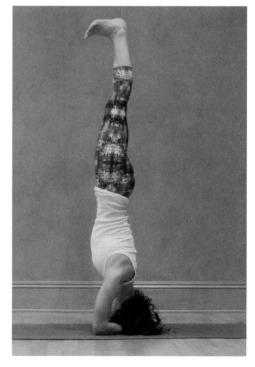

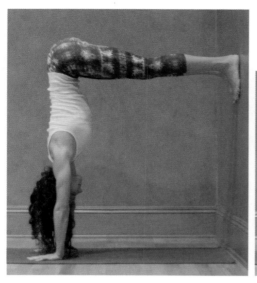
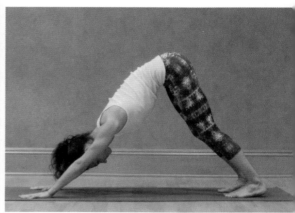

3. 圣光调息加收束法

双腿交叉，坐在地板上，或者坐在椅子上，双脚平放于地面。将双手的大拇指和食指相互接触，围成一个圆形，做智慧手印，手臂向两侧伸展。用鼻子吸一大口气，然后用嘴巴呼气。下一次吸气结束时稍微停一下，然后腹部肌肉向肚脐方向发力，将气流从鼻孔中顶出来。接下来自然吸气。这个练习的关注点在于呼气，它的动力来自于腹部的内收。缓慢吸气和强力呼气产生了自然的对比。这两种呼吸都是通过鼻子进行的。

现在让我们增加一些额外的动作，以得到更多的提高。双臂竖直上举，然后张开形成"V"字形。将除去大拇指之外的所有手指折叠到手掌心中，双手大拇指相对，稍微朝下一些。稍稍弯曲手肘，如果你觉得更加舒服的话。

开始进行圣光调息。当你完成第一轮呼吸之后，将身体内所有的气流全部清出。然后吸气，此时双臂仍然上举，当你从嘴巴中呼气的时候，将手臂放下，双手做智慧手印（手掌心朝上，大拇指和食指并拢到一起），放在双腿上（a）。屏住气息，收缩盆腔底部（会阴收束法），激活腹部肌肉并且向上抬升（腹部收束法），吸入一口气，然后将下巴朝着胸部的方向收起（收颔收束法）（b）。保持这一姿势你感觉舒服的时间，然后释放会阴的收束和腹部的收束。当你释放收颔收束时，吸入剩余的气流，然后通过嘴巴将全部的气流呼出去。

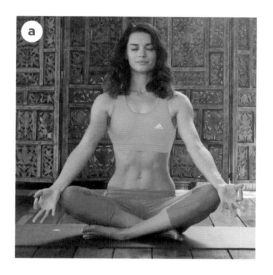
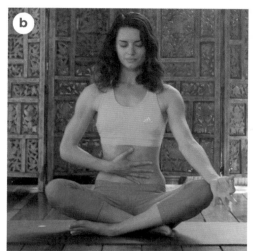

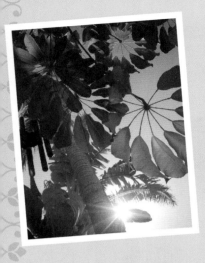

第3章
对精神的补救

当你知道自己想要什么的时候，或者针对自己存在的问题希望得到其他帮助的时候！

精神

"有意识的生命的原则；人的重要原则，能够激活身体，或者在身体和灵魂之间起到调节作用"

灵魂

"与物质部分不同，是人的精神部分；人的自然天性的情感部分；感觉或情绪的来源"

滋养

"用食物或者营养品维持；供给生命、健康和生长的必需品；去珍惜，去养育，去维持生命等"

精神就像是空气——肉眼完全看不见，却是所有生命的本质和基础。精神是通向体验之火的小火星。它是一切的起源，是生命之光。当我们与自己的内心接触、沟通和交流的时候，我们就会说灵魂的语言，而这种语言在我们的意识中是神圣而特殊的。为了喂养精神，滋养我们的内心生活、找寻它们的形态，也就是我们知道自己正在呼吸并且必须呼吸才能存活的方法，我们要将重复和混乱的生活转变为有目的和有意义的生活，并且要将它保持一生的时间。

眼见为实或者身体上的感觉很容易让我们相信。我们的身体就在这儿，由血液、肌肉和骨头组成。当我们受伤的时候我们能够意识到，因为伤口都是能看到的。当我们饥饿的时候，我们知道，因为我们的肚子在咆哮着，想要被喂食。当我们生病的时候我们也知道，因为我们的身体变得虚弱、行动变得迟缓。我们精神所讲的语言虽然也充满活力，但是需要一双灵敏的耳朵和乐意的心情去翻译。宇宙由很多无形的力量组成，这些力量影响着我们的日常生活。例如有大气压、臭氧层、光波和声波的变化等。"活蹦乱跳"的反义词是"无精打采"。如果我们没有关注到我们最深层的渴望、呼唤和欲望，那么我们就不会有活力，就会毫无精神头。我们的内心世界就像一个黑洞一样，还有很多的潜力没有被挖掘出来。

"Prana"在梵文中表示"原始的生命力量"，可以被分解为"pra"（意思是永恒）和"an"（意思是运动）；也就是说，这种充满活力的生命力存在于不断的运动之中。调息法的练习能够使用呼吸的力量，以一种有组织和集中的方式来运转我们身体的能量。萨特亚南达曾经解释道："现在生理学描述了两种神经系统，交感神经系统和副交感神经系统，这两种神经系统在身体中的每一个器官内都是相互联系的。同样，每个器官也充满了生命力的能量和心灵的能量。"

我的生命曾经引导我，使我将人类的精神（灵魂）看作一个充满创造力的团队，生命力是执行者，头脑（意识）是伟大的组织者，确保我们能够发挥自己的潜力，并且表现出来。这种潜力可能是为了过好的生活、去治愈疾病，或者在自己的存在中找寻和谐之音。该潜力能否发挥出来取决于一个人能否学会自己独有的精神语言，这就是生命之旅的魔力所在。

我们将用瑜伽练习去联系、去倾听，甚至去要求一种更高的意识，去寻找到底是什么激励着我们，把我们的灵魂带入生活。

"我曾经是一个探索者，并且现在也是，但是我已经不在书本上和星空中寻找答案了，我开始倾听我的灵魂的指导。"

——鲁米

爱

就在它所在的地方

当我们把关注点转移到"爱"上——任何形式都行——它就会改变我们那一刻的体验。专注于我们所爱的人和事，几乎可以在一瞬间点亮我们对一天，甚至对人生的看法。心脏，也就是爱这种感觉的能量中心，无论从身体还是情感角度讲，它都非常安静和坚韧。我们给予和接受爱的渴望就像是心脏器官每天为身体持续输送5678~7571升的血液一样强大。爱是我们存在的理由的核心，就像太阳是太阳系的中心一样，一切都在围绕着它旋转。让我们开始我们的爱吧！

1. 障碍的清除——迦尼萨手印

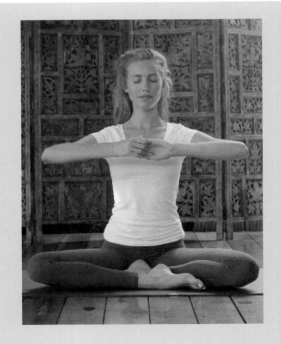

爱是我们的真实本性，而我们体会不到爱的存在的唯一原因，就是被一些东西挡住了——一些阻碍爱流向我们自身和他人的障碍。一些感觉、回忆或者认知使我们陷入对过去或者对未来的恐惧之中，这种恐惧就像道路上的一块巨石。如果我们增强爱的物理中心（心脏中心），我们就可以获得一些杠杆来撬动那块巨石，或者找到一条道路绕过它，然后消除这种"我们被爱抛弃了"的想法。

双腿交叉，以简易坐式或者至善坐式（见第 12 页）舒服地坐下。将双臂抬到胸腔的位置，然后用一只手的手指钩住另一只手的手指，手肘向外弯曲。吸气，感受胸腔的膨胀和心轮的燃烧。当你呼气的时候，用力拉住紧绷的手指，不要松开它们。这将刺激你的经络和心脏区域的能量流。你可以做 3 次，然后以一次正常的呼吸作为休息，接下来双手交换，并重复上述动作。在继续做之前，花一些时间和你自己的感觉在一起。

2. 吟唱

同样地，唱歌也可以是解决精神问题的灵丹妙药，吟唱可以算是一场不断改变振动频率的游戏。你不需要成为一名专业的歌手，或者甚至不需要会哼一首小曲儿，只要让声音以任何你觉得舒服的方式从心里倾泻而出就够了。它可能是安静的，也可能是响亮的；可能是急促的，也可能是缓慢的。最重要的是，当你使用梵文时，只需要有正确的发音即可。声音对动物、人类甚至植物都有明显的影响，当我们更进一步使用特定的意图和模式吟唱的时候，它就变成了一种有转换力的补救措施。

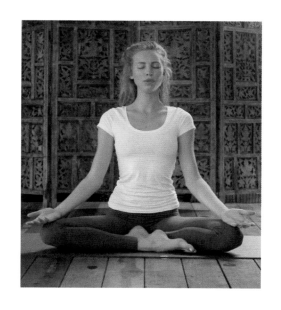

我们在练习吟唱的时候，将被同情和爱打动。花 1 ~ 3 分钟的时间吟唱这些曲子，或者你喜欢吟唱多久就多久。

3. 支撑的鱼式加指导下的冥想

按照第 38 页的动作指导进入支撑的鱼式。如果你在做这个体式的同时把双脚按压在墙上，那就更好了，但是这并不重要。这样做的目的是让你有一种脚踏实地的感觉，你就会感到更加安全，并有助于打开心脏中心。想象一条鱼从水里跳出来的方式，在保持双腿稳定的前提下，让那种自由和轻盈跳入你的胸膛。

一旦你在这个体式中感觉到很舒服，那就可以闭上眼睛，将你的注意力转移到呼吸上了。感受气流进入你的心脏中心，想象那里有一朵花蕾，也许是莲花，也许是你喜欢的任何花。随着轻轻地吸气，想象花瓣开始张开。每呼出一口气，放松一下，让花朵慢慢地伸展开来。

继续想象，直到鲜花在你的胸腔中心完全开放。然后用三段式呼吸法吸气，或者去"嗅"这花香，沉浸在此刻的甜蜜之中，将所有身体上和精神上的紧张感从嘴巴中呼出去。这样做 3 次，然后休息，自然地呼吸。

当你准备好的时候结束这个体式，转向一边放松，弯曲膝关节，然后向上回到坐姿，或者双手带动身体向上坐好，双膝弯曲。花点时间感受你那颗变得崭新而开放的心所带来的影响。

变式： 一旦你进入支撑的鱼式，可以将双腿向外伸直，或者将双脚的脚底向内并拢在一起进入蝴蝶式（下图），以获得特别的扩展臀部的效果。如果你觉得臀部有些紧张，那么可以在膝盖下方放一块瑜伽砖或一本书作为支撑。

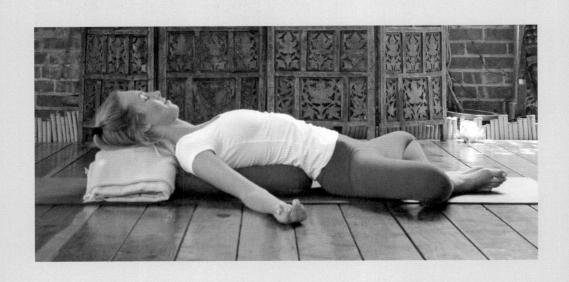

愉悦

捕捉喜悦的时刻

愉悦具有一种神秘的、精神上的特征，那就是与幸福相比，它能够引起人们更多的共鸣。幸福的感觉虽然美妙，却以自我为中心，稍纵即逝，只能让我们渴望更多；然而愉悦能将我们的注意力和意识扩展到我们自身之外，并以一种原始的方式将我们的身体和感觉联系在一起，成为这一切的一分子。愉悦的物理中心在太阳神经丛。通过体质的加强和伸展身体连接你的核心，能够激活你的自信心和价值感，从而培养你捕捉快乐的能力。当你以内在为中心逐渐地接受自己时，你就能够更容易获得快乐，享受"阳光下的乐趣"。在开始下面的动作序列之前，你可以先用几组拜日式（见第 18 ~ 24 页）进行热身。

1. 船式加幸福手印

有什么比坐在船上更能唤起你自己那阳光灿烂的天性呢！从一种坐姿开始，弯曲膝关节，并且将双脚放在地板上。向后滚动，用双手在后面支撑住自己，然后踮起双脚，仅仅让脚趾接触地板。接下来抬起双脚，保持膝关节的弯曲，并且向上伸展双脚，使它们与膝盖同高。脚趾回勾，或者弯曲足弓，像扇子一样展开你的脚趾。抬起双臂，向双腿两侧伸展，激活腹部肌肉。保持脊柱的挺直和胸腔的提升（a）。

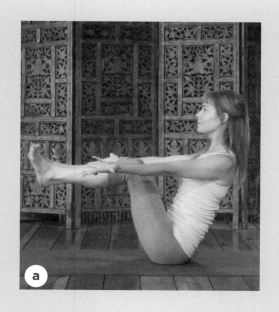

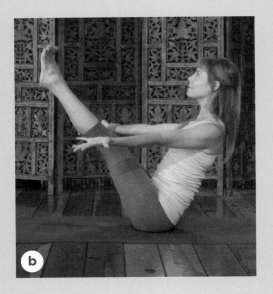

如果你做这个体式时觉得还不错，那么可以继续伸展双腿，直到挺直（b）。如果你感觉后背部有些疼痛，或者由于任何原因感觉太困难，那么可以再次弯曲膝关节。如果用双手抓住双膝后侧，你可能会觉得更好一些。在这里保持3～5次呼吸，然后放下来，双腿交叉，高高地坐起，做幸福手印，即双臂上举与肩同高，弯曲手肘，同时手指做出平和的标志：用你的大拇指勾住无名指和小指。保持这个姿势3～5次呼吸的时间，然后再次回到船式，以幸福手印结束，保持1～3分钟。

2. 轮式

被称为"在街上"的轮式体式的深度后弯动作可以作为加强情绪的"操作杆"。你可能会从小时候欢乐的体操时光中回忆起这个动作。

平躺在地板上，双脚平放在膝盖下方，彼此之间相互平行。弯曲手肘，将双手放在双耳两侧，距离头部数厘米远，掌心朝下，手指指向双脚（a）。当你吸气的时候，把自己的身体向上推，头顶着地，注意要将身体的重量均匀地分布在双手和双脚上。暂停片刻，将肩胛骨拉向后背的方向，同时远离双耳（b）。接下来，下一次吸气的时候，双脚和完全张开的双手同时用力向下按压，将身体推到最高处。保持膝盖在脚踝的正上

方，同时双脚指向正前方（c）。不要憋气，呼吸！

当你准备放松的时候，下巴向胸腔的方向收回，身体慢慢地放下，头部轻轻地朝着指尖的方向移动。休息，双脚脚底相对，膝盖打开，进入仰卧蝴蝶式，或者双脚放在地板上，向两侧分开，与胯同宽甚至更宽，同时双膝向内并拢。如果需要可以重复做动作。

最后，让我们以下列任意一种扭转动作结束。一种方式是，将双膝拉向胸部，当你呼气的时候，轻轻地将它们向着一个方向倒下，双脚相互堆叠在一起。双臂向两侧伸展开来，与肩同高，然后把头转向远离双腿的一侧。另一种方式是，将右膝盖拉向胸部，左腿伸直，保

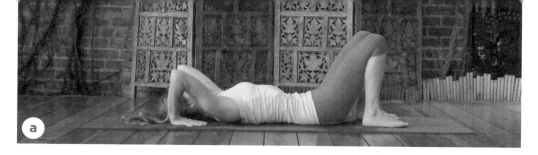

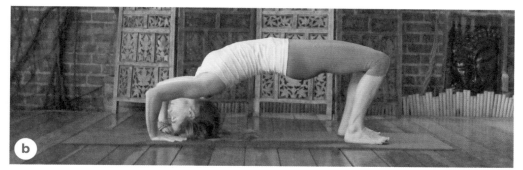

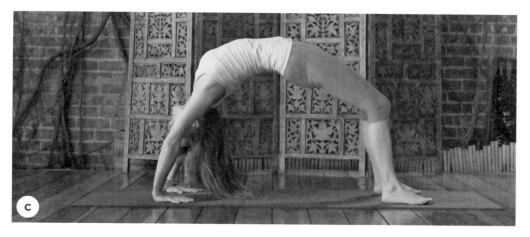

持与地板相接触。呼气，左手带动右腿向左跨过身体。右臂向右侧伸展，与肩同高，然后把头扭向右手的方向。无论你选择哪一种方式，都可以在这个姿势下进行 3 ~ 5 次呼吸，然后换另一侧重复上述动作。

调整动作：为了练习拉伸感较轻微但仍充满愉悦的后背弯曲，我们可以选择桥式（见第 62 页）。

在每组桥式练习之间，我们可以用仰卧蝴蝶式来休息。平躺在地板上，双脚脚底并拢在一起，一只手放在心脏的位置，另一只手放在腹部。结束的时候，双手抱住双膝，将其拉向胸部，然后缓慢地在垫子上前后滚动，以按摩调理腰部。

平和

即将到达你的身体

为了赶上平和这辆火车，我们需要知道，支配我们内心状态的并不是外部的事件或者情况——当然，生活会抛给我们很多麻烦事儿，但是我们内心的状态将会影响我们对外在事物的感知。当我们使用瑜伽中的工具，如体式、调息法和冥想等，我们能够消除那些由恐惧引发的无意识的反应，活在当下，并通过积极练习培养平和的心态。平和是一种选择，也是一种行动，尽管它看上去或者给人们的感觉都是静止的。

1. "Shanti"手印（调用和平）

双腿交叉，以简易坐式或者至善坐式（见第 12 页）坐下，双手做拜弱瓦手印或贝拉维手印。拜弱瓦手印的练习方法是将右手放在左手的手掌上（这是男性的一面），双手手掌均朝上（a）。贝拉维手印的练习方法是将左手放在右手的手掌上（这是女性的一面），同样双手手掌朝上。你可以做其中一种，或者两者都做，这取决于你想要增强的那一面。

放松身体，完全地呼气。然后屏住呼吸，通过挤压会阴部位进行根锁（会阴收束法），这个动作会让你觉得像是在稍微提起盆腔，或者像是在进行凯格尔训练一样。只要你不觉得紧张，可以

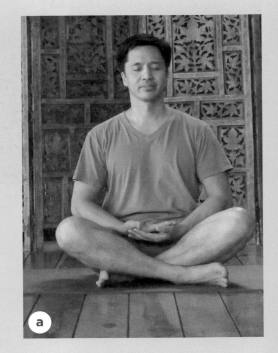

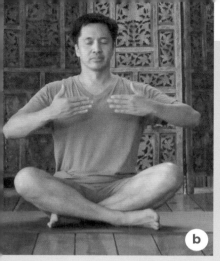

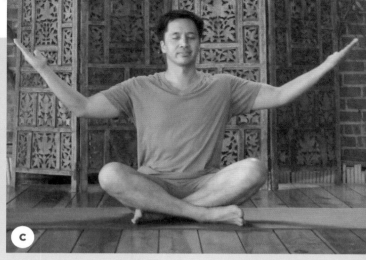

尽可能长时间地坚持这个姿势。当你放松的时候，开始吸气，双手手掌放在距离身体数厘米的地方，掌心朝向身体，手指相互靠近但不要接触，慢慢地向上移动双手，直到喉咙前方。手臂和双手应该是柔软的，飘浮在空中，手肘应该向两侧弯曲（b）。当你达到吸气的极限时，屏住呼吸，并将双臂向身体两侧伸出，双手掌心朝上，手肘保持柔软（c）。一切都要保持放松。保持这个姿势你感觉舒服的时间，然后呼气，同时将双手

手掌翻过来，完成这一手印。在这个姿势下休息几次呼吸的时间，然后重复3～7次。

感受你的生命力随着双手正在身体中不断向上移动，双手在向上移动的同时，也将安逸与平和散播到每个细胞中，依次点亮7个能量中心。当你的双臂张开时，也向宇宙发出了和平与幸福的光芒。在双臂下沉的时候，随着你的呼气，想象生命能沿着你的脊柱缓缓下降，然后将你安全而牢固地锚定在大地上。

2. 蝴蝶式

按照第70页的动作指导进入蝴蝶式。这里我们展示的是该体式的治疗版本。将双手放在小腿上，双脚之间放一块瑜伽砖。然后身体向前倾斜，将头部放在瑜伽砖上休息。通过这一动作，我们可以刺激大脑。这将带来更多的放松、沉静和平和的感觉。

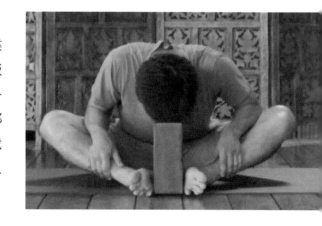

3. 人面狮身式

趴在地面上，用前臂支撑起上半身。手肘在肩膀的正下方，手指大大张开，双手与双肘对齐，按压地板。双腿向后伸直，脚趾甲贴紧地板。将双腿用力向下压，就像是要把它们印在沙子中一样，并且稍微收紧下腹部。按住手臂，将胸腔轻轻地向前向上提起。你的凝视点就在身体的前方，就在下巴与地板的水平线上（a）。这个体式能够令人非常平静，且有轻微的提升作用。

保持这个姿势5 ~ 10次呼吸的时间，然后以鳄鱼式休息，身体下沉，腹部放松，脚趾向两侧伸出，双脚脚后跟向内向下沉（b）。如果这让你感觉非常不自然、不舒服，那就将脚反过来（脚趾向内，脚后跟向外打开）。手臂相互交叉，使指尖靠近肘部，然后把前额靠在前臂上休息。

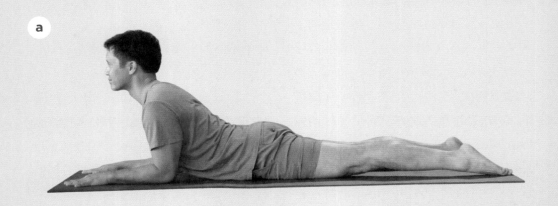

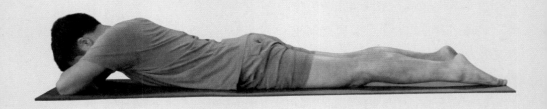

信任

或者破裂

只要我还记得，我就拥有一条咒语，那就是信任。也许是相信我自己和我的直觉（这需要终生的练习）；也许是相信宇宙是友好的，它展现了一切应该展现的事物；就算我现在看不到它，我也相信它会是一幅更大的图景。信任是行动和屈服的真正结合。我们必须要让自己放松下来，愿意去相信。当我的信任感动摇的时候，我会思考它的相反面——充满怀疑和不安的生活。为了激活意志力和屈服的方方面面，我们将调用心脏能量中心和太阳神经丛能量中心。

1. 不可动摇的信任手印

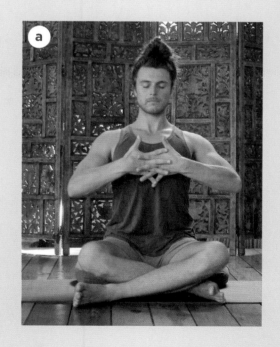

这一序列的动作要与呼吸和手印一起进行，才能创造一种韵律来平衡和激活太阳神经丛与心脏能量中心。"Vajra"的意思是"雷电"，在瑜伽中代表强大而集中的能量，在佛教中也被视作一种对抗自我怀疑的武器。

双腿交叉，以简易坐式或者至善坐式（见第12页）坐下，或者坐在椅子的边缘上。将双手手指相互交叉，朝向胸部方向，距离心脏中心数厘米的地方（a）。保持手肘微微抬起，跟着你的呼吸来释放身体上和精神上的紧张感。

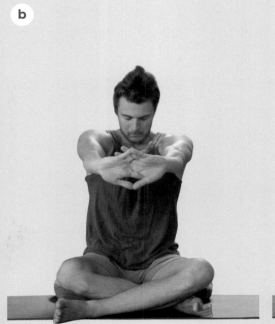

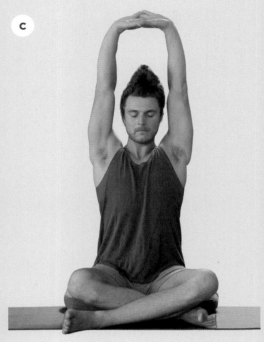

深吸一口气，然后当你呼气的时候双手翻转，并推向前方。上背部拱起，激活腹部底部。头部朝着心脏的方向放松（b）。

　　吸气，然后抬起双臂，双手仍然相互交叉，手掌向上朝向天空的方向（c）。在这里吸气，然后呼气的时候重新回到之前的状态：上背部拱起，腹部底部内收，手掌心外翻朝向身体的前方。随着下一次吸气，将手掌翻回来，挺直脊柱，手臂和双手回到开始的位置。只要你愿意，在这里待多久都可以，然后再次开始上述动作序列。重复3～5组，记得在每组序列之间要进行休息。

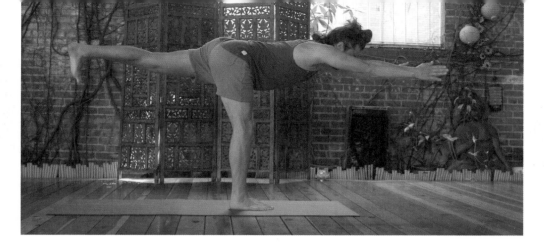

2. 战士Ⅲ式

变化往往是信任丧失的前兆。练习屈服的同时让自己立足，可以成为一种强大的解药，平衡体式就是其中一个完美的配方。

以山式（见第11页）开始，然后双脚跨步或跳步向两侧分开（大约1.25米宽）。按照第98～99页的动作指导进入战士Ⅰ式。保持这个姿势几次呼吸的时间。

然后以左脚掌为轴转动，将身体的重量完全移到右腿上，将后面的脚向上抬起，必要的话可以弯曲膝关节，然后将全身的重量完全移到右腿上，左腿在身体后方向上抬高到臀部的高度。手臂向身体前方伸出。保持腹部肌肉的稳固，弯曲左脚，使脚趾向下朝向地板。凝视点可以在脚趾头前面几米的地方，与眼睛同高或者落在地板上。尽量保持臀部水平，并且不要锁死右膝盖。

保持这个姿势3～5次呼吸的时间，然后回到战士Ⅰ式。以山式休息，然后转到另一侧。相信你能够用自己的力量和安逸的心平衡自己，就算摔倒了，也会带着优雅和幽默。

调整动作：为了保护脆弱的背部，或者为了通过这个体式增强力量，同样可以像前面的动作描述一样进入这个体式，但是手臂不要向前伸出，而是将双手落在肩膀的正下方，放在地板上的两块瑜伽砖上（下图）。另一个选择是在靠墙大概1.25米的地方进入战士Ⅰ式，然后当你转换动作进入战士Ⅱ式的时候，可以直接将双手放在墙上与肩同高的地方，以获得支撑。手肘可以是弯曲的。

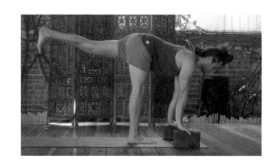

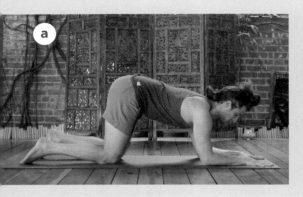

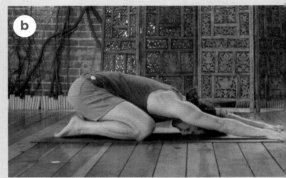

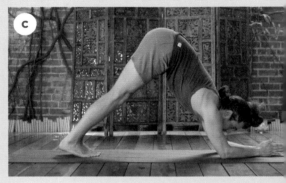

3. 海豚式和婴儿式

接下来，我们将从一个扭转，也就是海豚式开始。它能扩展肩部、强化腹肌，以及增强全身的力量。

以四脚板凳式开始。将前臂放在地板上，肩膀直接放在肘部上方（a），并且双手和双肘保持在一条直线上。将脚趾贴紧地板，肚脐内收，然后在用手臂按压地板的同时，抬起臀部。开始时保持膝关节弯曲，接下来在呼气的同时，慢慢地挺直双腿，将胸部压向大腿，就像是下犬式中做的那样。尽量保持上背部的平直，如果这对你来说不大可能，那么可以稍稍弯曲一下膝关节，上半身的灵活性就可以展现出来了。你的头可以垂下来，或者稍微抬头，凝视手指指尖前方几米远的地方，将注意力集中到双眉之间。保持这个姿势 3 ~ 5 次呼吸的时间，然后双脚的大脚趾相互并拢，双膝分开，进入婴儿式（b）。把额头放在地板上，然后继续冥想湛蓝色的

呼吸。

变式：按照同样的动作指导进行，但是双手按在一起做祈祷的姿势，这样双手的边缘就会压在地板上。抬起头，让目光朝着手掌掌根并拢的方向看去（c）。在这个姿势下同样呼吸湛蓝色的空气。

调整动作：如果你愿意，可以直接进入婴儿式，引导你的注意力指向双眉之间。

接受
通向改变之门

讽刺地讲，当我们寻求改变的时候，它好像往往会躲着我们，这时接受现实就可能会成为一个迷惑选项。如果我们能够适应生活会经常发生变化的自然天性，我们就会倾向于承认变化的存在，并被可能性和机会激励着成长——而成长便是我们最终的真实本性。通过接受当下的一切，没有膝跳反射那样的应激反应，我们将会感觉自己在自由移动，像水一样，流动、灵活，总是根据地形而发生变化。我们接受那些阻挡在道路上的障碍，并且去适应、去改变。想想水是如何流过石头的。生活改变了我们，如果我们能够接受而不是抗拒当下的时刻，我们可能就会找到自己真正想要寻找的改变。

1. 选择你的动作！

鉴于烦人的臀部、粗壮的肩膀，或者僵硬的腿筋，在这里你将选择一个对你来说特别具有挑战性的动作！不过也经常会有平衡的动作，有时候一些动作甚至可以测试接受度最高的人。如果你是那种"坐不住"的人，那就直接坐下来冥想。因此，应选择一个自己不喜欢的动作；如果有必要，预先做适当的热身动作（见第 18 ~ 24 页）。

一旦进入了你的体式，坚持住，呼吸，练习着不要抵抗它。这一点意味着不要出现身体上的挣扎或者烦躁，精神上也不要分心去评论和发表意见。相反，要专注于呼吸，存在于当下。如果你的情绪就像困在笼子中的老虎，那么可以对自己说"就是这样的"，然后回到体会呼吸的声音和感觉上。练习接受与观察你的身体和心灵是否有所转变与释放，哪怕只是一点点的变化也能起到很大的作用。

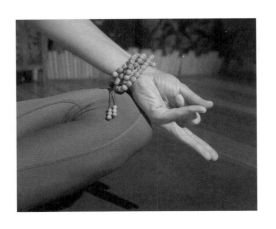

2. 接受手印

双腿盘起，进入至善坐式或者简易坐式（见第 12 页），或者坐在一把椅子上。将双手的食指放到大拇指的基部，大拇指按压在小指指甲下方的位置，或者和小指指肚并拢。将中指和无名指向手掌外面伸展出去。闭上眼睛。在这个总与你作对的动作中，你更要专注于呼吸和体验，而不仅仅是去做而已。让呼吸的气流流过你的身体，就像水流冲洗着石头一样，自己感受到接受自己、接受自己的生活和周围环境的平和和力量。记住，一切终将改变，如果你不去阻挡这一流势，你就可以变成一只蝴蝶，即使在风暴中心也能翩翩起舞。

3. 摊尸式与三段式呼吸法

平躺，手臂放在身体的两侧，手掌掌心向上，手指自然弯曲，进入摊尸式（见第 15 页）。休息，闭上双眼。吸气，感受气流进入你的腹部底部，然后进入太阳神经丛，最后到达胸部。想象我们正在往一只玻璃杯中倒水，水从下到上逐渐装满整个杯子。当你灌满杯子的时候，稍微暂停一下，然后将气流从上胸部呼出去，就像你正在将杯子里的水倒出来一样。继续这种三段式呼吸，保持 1 ~ 3 分钟。

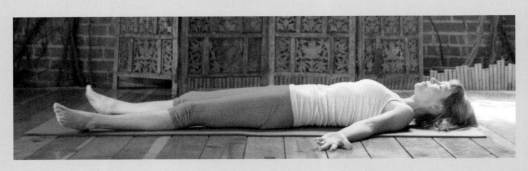

创造力

你就是艺术家，你就是艺术

你不需要非得成为一名业余甚至专业的艺术家，才能迸发出创造力的火花。在我们作为父母、伴侣、工人、冒险家、探索者或者书写自己故事的作家的时候，我们都渴望去感受创造力的洪流。骶骨就是创造力和快乐的能量中心，并且这两者发源于同一个地方并不是巧合。因为创造的过程是令人愉快的。骶骨能量中心卡住了臀部所储存的能量，因此，让我们松开它，让创造力的河流奔腾吧！

1. 旋转的蝴蝶式

坐在地板上，脊柱挺直，膝盖向两侧打开，双脚脚掌心并拢。用手抓住脚踝并用上半身画圈，以顺时针的方向开始。当躯干向双脚的方向靠近的时候，吸气，然后让腹部鼓起来。当躯干离开双脚的时候，呼气，然后腹部内收。每个方向旋转 8 圈，完成后保持蝴蝶式，再做 5 次呼吸，放松腹部。

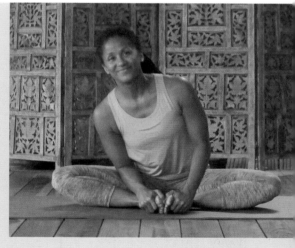

调整动作：腹部随着呼吸所进行的收缩和扩张是腹部滚动按摩法（转动腹部肌肉）的一种变式，这是一种具有清洁作用的瑜伽动作。虽然它对消化及骶骨和太阳神经丛能量中心的解锁非常有帮助，但是如果你感觉非常疲劳，或者这个动作对你来说非常困难，那么就还是在呼吸中放松身体吧！

2. 蛙式

对于这个体式，你需要在膝盖底下放一些支撑物——一张瑜伽垫，如果必要的话还需要加一张瑜伽毯。

进入四脚板凳式，双手在肩膀正下方，双膝分开，与胯同宽。然后身体向下沉，前臂着地，手掌平放在地板上。双膝向两侧分开，在舒适的前提下使双膝的距离尽可能大一些，双脚弯曲，并且将它们的内边缘紧靠在地板上。脚踝应该和膝盖在一条直线上，双脚翻向外侧。如果你喜欢，还可以将双手摆放成祈祷手势。

在这个姿势下呼吸一会儿。如果你的大腿内部、腹股沟和臀部感觉不到太强烈的拉伸，那么可以将臀部朝着双脚的位置放下，注意保持膝盖和脚踝始终在一条直线上。一些练习者可能会将臀部稍稍向前移一点儿，这样能够获得更好的体验。保持腹部肌肉的紧绷，这样下背部就能够得到保护。脸是朝向地板方向的，或者凝视正前方；肩膀是远离耳朵的。

保持这个姿势5～8次呼吸的时间，在那些你能感到被卡住或者紧绷的下半身的任何地方，想象那里的冰块正在慢慢融化。记住，当那些冰块融化了，春天就来了，一股色彩斑斓的创造力的洪流就出现了！

至于动作的结束，可以以双手为支撑，身体慢慢向上，双腿内侧和腹部肌肉用力，带动双腿慢慢向彼此并拢。当双腿并拢之后，可以进入婴儿式（见第14页）休息一会儿。

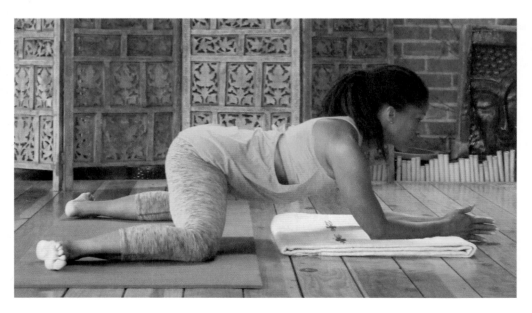

3. 黎明手印（乌莎斯手印）和圣光调息法

乌莎斯手印是我最喜欢的手印之一。同黎明一样，它被视为一切美好事物的起点。它能够增加身体的能量，并且释放我们身体里那些想要去创造的冲动。它能够增强我们感受快乐的能力。

双腿交叉坐下，进入简易坐式或者至善坐式（见第12页）；或者可以坐在一把椅子上。手指交叉，手掌微微向上。对女性来说，用左手大拇指和食指圈住右手大拇指；对男性来说，则是用右手大拇指和食指圈住左手大拇指。放松肩膀，弯曲手肘，将这个手印放在肚脐以下，距离身体数厘米的地方。

开始你的圣光调息，用鼻子充分吸一口气，然后用嘴巴吐出气流。第二次吸气的时候短暂地停一下，然后腹部向肚脐用力，用鼻子将气流强有力地呼出来。接下来自然地吸气。注意重点在于呼气，要通过腹部肌肉的内收来拉动气流。下一次的吸气则是因此而产生的缓慢的、自然的反应。呼气和吸气都通过鼻子完成。

练习1～3轮的圣光调息法。结束的时候，双手保持乌莎斯手印，静静地

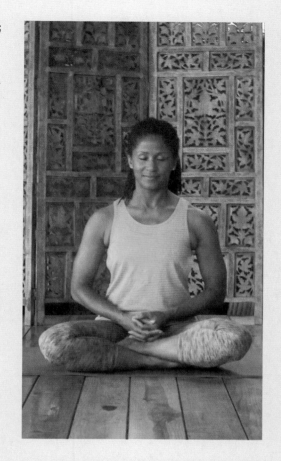

坐在那里，享受你的身体中那闪耀的创造力之光。

欣赏和感恩

这就是快乐存在的地方

感恩是指我们花时间来表达自己对珍爱的人和事物的尊敬，并献上我们的祝福。作为一种体验，它是能够改变生活的。欣赏有与之不同的细微差别。几乎没有什么比停下来欣赏更能够改变我们的生活了。这可以带走你那灰暗的心情，为你的内心带来光明。能够认识到我们生活在这种非凡的环境中是十分难能可贵的。有时候这些感觉来得毫不费力，但是有些时候我们必须记住，并且练习着去接受，它可以缓解坏消息、难过和可怕的时刻带来的伤痛，使我们对围绕在自己周围的关爱我们的人打开心扉。在练习下列动作序列之前，我建议你做 5 ~ 10 组拜日式（见第 18 ~ 24 页）动作。

1. 反向战士式

从山式（见第 11 页）开始，按照第 100 页的动作指导进入战士Ⅱ式（a），由左腿作为主导腿。保持这个姿势 3 次呼吸的时间。

手掌转向上方，并且打开心扉。吸气，并且通过你的头顶向上延展、伸长脊柱。然后右手向后伸出，右手掌放在右腿上。左手臂向天空的方向高高举起，然后弯向后方，左肱二头肌放在离左耳数厘米的地方。脸可以朝向侧面，或者，如果背部允许，你可以将脸和胸部抬向上方（b）。不要给右腿施加压力，而是用手掌轻轻接触它，让双腿承受身体的重量。就像一棵大树一样，根从你的双脚扎下去，然后你的心像花儿一样开放。保持这个姿势 3 ~ 5 次呼吸的时间，然后换另一边重复上述动作。

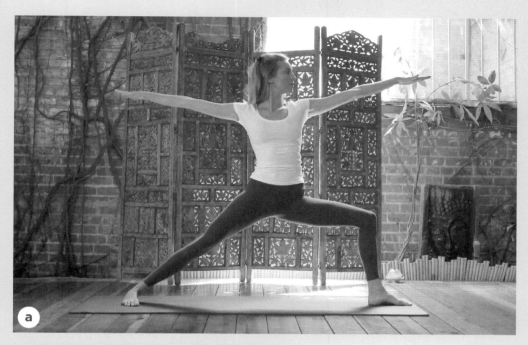

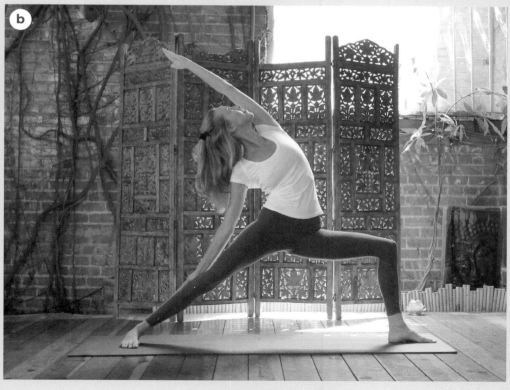

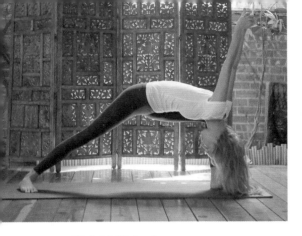

2. 谦卑的战士式

从山式（见第11页）开始，按照第98 ~ 99页的动作指导，以左腿为主导腿，进入战士Ⅰ式。保持这个姿势3次呼吸的时间。

然后，保持下半身的姿势，双手手指在背后交叉，手掌朝向身体，并且将肩膀向内侧彼此转动。右脚向右移动十

几厘米。当你向天空的方向抬起头部和胸部的同时，可以通过左脚跟保持稳定，吸气，然后身体向着左腿的内侧弯下去。头是垂在地板上方的，手臂是从背后伸向天空的方向的。双腿向着对方用力，激活腹部肌肉。呼吸，然后放松，进入这个谦卑的、充满活力的体式中，进行3 ~ 5次呼吸，然后换到另一侧。

变式：如果你喜欢，可以从反向战士式（上一页）进入谦卑的战士式，然后再换另一侧练习这个动作。

调整动作：可以不把手指放在身体后侧交叉，而是将前臂放在一把椅子或者一块瑜伽砖上，然后双手合十做祈祷手势。

3. 简易坐式或者金刚坐式（加祈祷手印）

你可以盘腿坐，进入简易坐式（见第12页），也可以坐在小腿上，将坐骨放在双脚脚底（金刚坐）上，并将双手放在心轮前方，但是注意不要像祈祷手印那样接触到自己的身体。双手手指和手掌的底部相互接触，但在手掌中间要保留一部分空间。低头并向前伸出数厘米。这个位置能够让心脏的能量直接倒入手中，并让自我变得柔和，淹没在深沉的、平和的感恩之中。轻松地呼吸，在这个姿势下想待多久都可以。

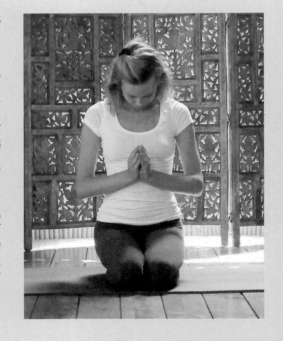

丰富

请再帮一个忙

当我们只从现实的、物质的角度思考"丰富"这个词的时候，我们倾向于把注意力集中在我们拥有什么而不是存在什么，这就把我们的注意力转向了对缺少和损失的恐惧。当我们谈及"丰富"那无限性的本质的时候，我们每时每刻都有潜力去体会什么是感激，以及去认识到我们从来没有缺少过什么。我们自己挖出了一条水渠，并且能够时时刻刻感受到水在流动，但是这里存在阻碍，那就是恐惧和固守。它们切断了我们去流动、创造和接受的能力。所以，让我们承认现在在这里的所有事物都是充足的，我们的能量才能够被激活，我们才能在丰富的道路上争取到更多的光亮。在开始这个动作序列的练习之前，我建议你练习5 ~ 10组拜日式（见第18 ~ 24页）动作。选择你喜欢的任何一个动作来练习。

1. 向上平板式

以坐在地板上的手杖式（见第11页）开始——双腿向前伸出，双脚回勾，脊柱挺直，双肩向后向下沉，双手放在臀部两侧，手指向前伸出。然后将手放在身后15 ~ 20厘米的地方，手指仍然朝向前方，身体向后靠。伸出脚趾，腿部用力，双手推地板，同时抬起臀部和躯干。双腿挤在一起，脚趾努力伸到地板上。将头部慢慢地向后伸，同时保持脖子的伸展。

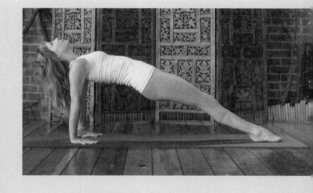

呼吸，想象你生活中的所有财产和事物就像坐在宴席上一样坐在你的腹部。保持胸部的抬高，敞开你的心扉，

在这个姿势下稳定呼吸 3 ~ 5 次。然后将身体放下来，休息，将膝盖抱到胸前（见第 15 页）。

调整动作：如果这个体式对你来说太费劲了，或者你的手腕、肩膀或背部出了一些问题，那么可以改为朝向上方的四脚板凳式。身体尽可能地向后倾斜，然后将双脚放在膝盖下方，弯曲膝关节并向上抬起身体。

2. 狂野式

当我们开始感受自己每一刻的无限潜力时，就可能会出现许多惊喜和奇迹，并且狂野式也被称为惊喜姿势或奇迹姿势。

从下犬式（见第 13 页）开始，按照第 103 ~ 104 页的动作指导进入平板式（a）。

将身体的重量转移到右手和右脚的外边缘上，进入侧面的平板式（b）。

左腿膝关节弯曲，左脚向后踩到地板上。左臂在头部上方向前伸出，右腿伸长，脚趾指向地板（c）。

在这个姿势下进行 3 ~ 5 次呼吸，体验一种开放和相信的感觉。

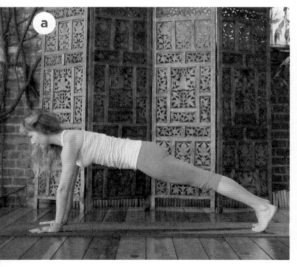

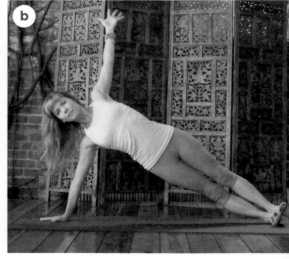

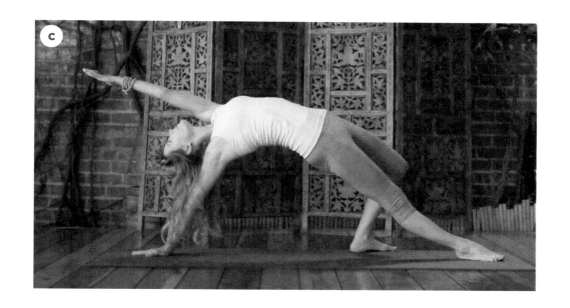
c

3. 满月手印

　　这个手印在满月的时候特别强大，但它也可以随时完成！坐在地板上，双脚脚底并拢在一起。如果没有额外的支持对你来说太难了，那么可以靠在一面墙上。双手并排放在一起，小指相互接触并伸展。食指、中指和无名指向上弯曲，但并不接触到手掌。放松并释放身体的紧张感，使身体变得柔软，进入接受的摇篮中。欢迎你那精神的创造力和光芒，它们映射出你的生活已经变得非常丰富多彩。为这个无限宇宙的存在和扩张奉献你的心灵，然后去寻找那些为了保持感恩的态度而需要的事物，并且表达对所有相关事物的最美好的渴望。只要你愿意，就可以保持这个姿势，安静地、明智地、信任地呼吸。

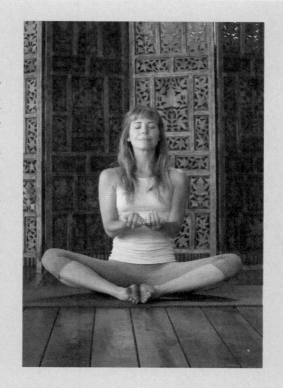

平衡

拥抱混乱

平衡就像杂技一样，是一种动态的行为。我们的本意是将生活变得"平衡"，但这也会给我们带来压力。然而我们可以达到内心和身体更深的中心，然后遵从我们的直觉。即使有无尽的需求和责任，我们也可以巧妙地带着微笑来练习抓住这个球。当我们跌倒或失去了球的时候，我们可以微微一笑，然后继续前进。练习保持自发、灵活的状态，并且与当下联系在一起，审视自己的日程安排和能量值。

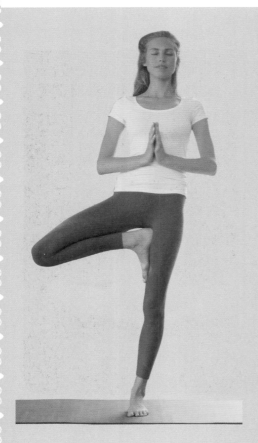

1. 闭眼树式

按照第 86 ~ 87 页的动作指导进入树式。当你感觉自己动作稳定的时候，将双手放在心脏前方的位置，做祈祷姿势。

现在闭上眼睛，然后将凝视点拉进来。在这个世界上，我们往往会依赖眼睛所看到的事物，通过对外部的刺激做出反应以及对我们所看到的做出反应，来得到更多的平衡，不管是身体上的还是情感上的。当我们根据周围的事物去寻找自己的立足点时，我们自然会落入一个内在的中心。你可能会感觉不太稳定或踏实，但是这里的练习就是通过摇摆而放松，而不是坚持一个姿势或一种僵硬的思维定式。我们往往通过放手甚至跌倒来找到平衡。在做动作的过程中找到的边界，就是那个能够继续保持和放弃的状态相遇的转折点，就像太阳正在经过月亮、赶向黎明一样。

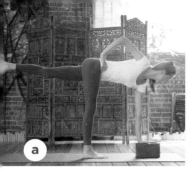
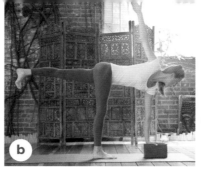
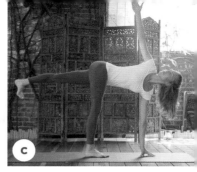

2. 旋转的半月式

从山式（见第 11 页）站立开始。将双手放在臀部，跳起或跨步分开两脚（大约 1.25 米的宽度）。将左脚向内旋转 60 度，右脚向外旋转 90 度，然后面朝右腿的方向。双臂向两侧伸展，与肩同高。

吸气，然后当你呼气的时候，身体扭转，使左臂向前伸，右臂尽量向后伸。吸气，然后当你再次呼气的时候，将左手放在地板上，或者左肩下方的瑜伽砖上，右手放在臀部。将身体的重量完全转移到右腿上，并将左腿抬离地面（a）。右手臂向上伸直，眼睛向下，向地板方向注视（b），或者向上看右手大拇指所在的方向（c）。身体向各个方向伸展，并且保持后腿与臀部同高，能够得到充分的拉伸。

即使你发现了这个体位柔和的一面——也就是太阳和月亮相遇的神奇的地方，也要努力去伸展，去辐射你的能量。

3. 清理经络调息法

这种调息法可以清除身体的两个主要能量通道，平衡大脑的两个半球，为你带来更多的精力和专注力。按照第 91 页上的动作指导进行。

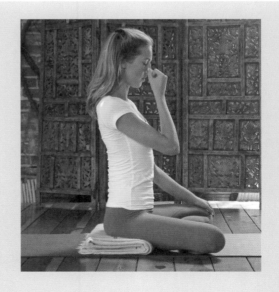

能量

处理你最宝贵的资源

能量比黄金还要珍贵，但是有时候比天气变化更加难以捉摸。我们的能量是与生俱来的、非常丰富的，并且随着年龄的增长，它们往往会变得更多。幸运的是，瑜伽不仅可以增加我们的能量，而且还可以平衡这些能量，以便我们能避开那些神秘的尖峰和低谷，让我们的生命力安逸而稳定地流淌。在这里，我们的意图并不是追求无限的体力和尖峰的体验，而是去感受体式给我们带来的更深层次的能量火花。比起激发我们的运动来说，它更接近于激发我们的灵感。当我们练习瑜伽的时候，我们便打开了自己的能量通道（有成百上千条），处于唤醒的状态，激发了太阳的生命能量和月光的温和与放松。有一个梵文词汇"sattvic"，就是指带来光亮的能量的平衡。

1. 圣光调息法

这个调息法的名字起得很好，因为当你完成它的时候，你很有可能会发光。它能够净化大脑的额叶，强化腹部肌肉，帮助消化，为血液补充氧气，清除那些繁杂的心绪。

以简易坐式或者至善坐式（见第12页）坐在地板上，或者坐在一把椅子上，双脚平放于地板上。双手拇指和食指相接触，形成一个圆圈，做智慧手印，手臂充分伸展。用鼻孔吸一大口气，

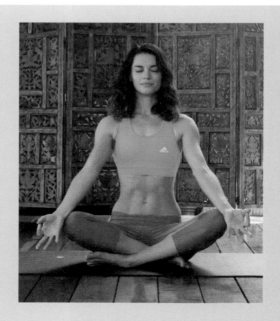

然后用嘴巴呼出来。在下一次吸足气之时稍微暂停一下，然后腹部向肚脐的方向用力，将气流从鼻孔中喷出。接下来的吸气自然跟随。这种做法的重点在于腹部拉动的呼气，吸气是呼气之后缓慢的、自然的反应。注意吸气和呼气都是通过鼻子完成的。

对初学者来说，可以练习3组，每组11次，其中夹杂着2～3次的自然呼吸。如果你是一个经验丰富的练习者，可以增加到每组27次。当你完成之后，安静地坐着，慢慢地呼吸几分钟，然后沉浸在你那提高的能量振动中。

2. 拜日式变式（B式）

这一系列迷你流瑜伽的动作已经在第18～19页介绍过，一定会让你的生命力流动起来。

3. 桥式或者弓式

按照第62页的动作指导进入桥式（右上图）。在这个体式下进行5次深沉、缓慢的呼吸，然后慢慢地，从顶部的脊柱骨缓慢向下滚动至最底部。在动作之间可以用平躺的蝴蝶式休息：平躺，双脚的脚底并拢在一起，一只手放在心脏的上方，另一只手放在腹部上。完成这个动作以后，将膝盖抱在胸前，然后来回慢慢地滚动，以按摩腰部。

对于弓式（右下图），请按照第116页上的动作指导进行。

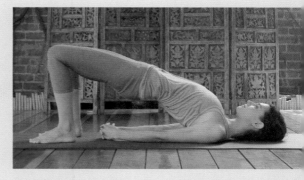

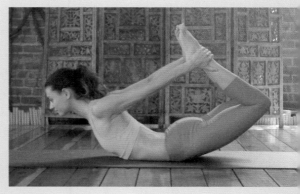

自信

自信的力量

要与最深层次的自信和力量相协调，我们就要培养自己的信念———一种基于人生体验而扎根的信念，一种你能够允许自己犯下的错误，我们还要明白我们存在的真实性就是这个世界对自己的需求和渴望。当我们寻求真正的自信并让自己发展成独特而真实的自我时，我们就会与能量的源头保持一致。太阳神经丛是身体上的自信和快乐的中心。我们将激活并平衡骶骨能量中心，以连接到那个地方，在那里我们能够记得我们的价值，并在塑造我们自己的世界之时享受强大的创造力。在开始下面的动作序列之前，可以先练习5 ~ 10组拜日式（见第18 ~ 24页）动作。

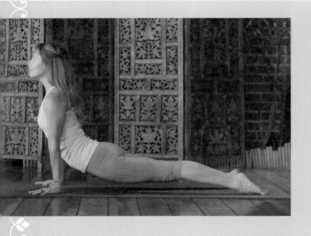

1. 上犬式

这一体式能够加强整个身体，打开你的心扉，拉伸核心肌群，并且激发自信的感觉。身体的各个部位动作到位是非常重要的，因为可以避免不舒服的感觉甚至受伤。

趴在地上，双脚脚背顶部着地，双手放在腰部两侧，掌心向下。弯曲肘部，让三角肌与地面平行。吸气的时候，手臂用力向下推地面，拉动胸部向前向上抬起。只有双手和双脚顶端与地面接触。双脚也用力推向地面，从而使双腿绷直，同时保持腹部肌肉的坚固。胸部向上抬升，肩胛骨向后背内收。你的凝视点可以在正前方，也可以朝向天空的方向。头部后倾，保持脖子的伸长。如果你的手腕比较脆弱，那么可以用手指指垫支撑，解除腕关节受到的压力。保持这个姿势 3 ～ 4 次呼吸的时间，然后用你喜欢的方式放松一下。重复动作 1 ～ 3 次。

调整动作：如果你的背部、手腕或者肩膀最近受过伤，那么使用鳄鱼式（见第 59 页）代替这个动作是比较明智的。

2. 乌鸦式

虽然乌鸦式（也叫作骆驼式）是对自我的一个巨大的挑战，但它还可能成为最有成就感的体式，因为你最终会飞起来——与重力抗衡总是让人感觉很有趣。请尽量一次吸一口气，不要因为最终目标而分心，这句话适用于所有体式，但是尤其针对这一种。一切事情都在它自己的时间内发生，我相信每只"小乌鸦"都能感受到这件事。如果你是一只经验丰富的"老鸟"，那么就可以随时体会到手臂平衡上的任何变化都将会非常有趣。

进入这个体式有好几种方法，让我们从头开始。首先进入花环式（见第 50 页）——下蹲，双脚并拢，双膝分开的距离宽于臀部。如果你的脚后跟无法接触到地板，那么请将它们靠在一块卷起来的瑜伽毯或瑜伽砖上。将躯干移动到膝盖之间，双手握住脚踝，用肘部

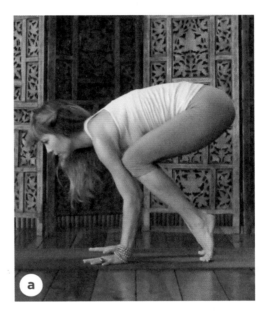

保持臀部的张开。

现在把手放在身体前面的地板上。抬起臀部并将肘部向后弯曲。将身体的重量尽量向前移，膝盖放在上臂上，尽可能地靠近腋窝。保持头部抬高，凝视前方几米的地方。脚趾头着地（a）。

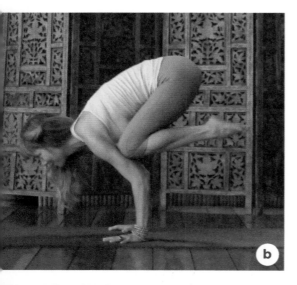

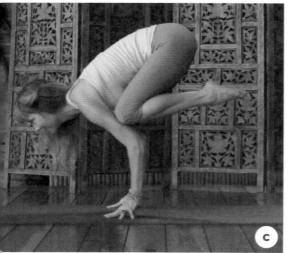

然后将一只或者两只脚全部抬离地面，同时挤压骨盆底部和会阴（会阴收束法）（b）。激活腹肌，将它们向上向内拉，使背部拱起（收腹收束法）。确保双手平放在地板上，或者像猫爪一样，使用手指的尖端向下按压（c）。肘部内收，手臂伸直，双手向下压。当腹部被抬起的时候，手臂所感受到的压力会小一些。反抗重力的动作可能需要一些练习，但你是可以做到的，并且最终会感觉非常轻盈而并不沉重。放松，呼吸，然后享受这个过程！

调整动作：如果你在起飞的时候遇到了困难，可以将一块瑜伽砖或者几本书放在脚下，这样可以从一个较高的位置开始。如果你特别害怕脸会碰到地板（这种情况当然可以理解！），那么可以在头部下方（左下图）放置一块瑜伽砖。一旦你的双脚离开地板，就要抬起头部。也可以双腿下沉，然后放在手臂外侧，将双腿强有力地压在手臂上，这样可能会更容易成功。

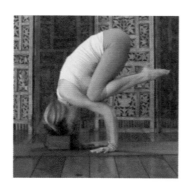

3. 水平身印式

这种身印是点燃消化之火的一种绝好的方式。它能够调节腹部，有助于释放紧张感，为器官解毒。

平躺在地板上，手指交叉，然后吸气的时候，手臂向头部上方伸出，手掌朝向天空的方向。让腹部随着呼吸起伏。当你呼气时，下巴向胸部的方向放松（头部仍然在地板上），然后肋骨和肚脐内收，同时胸部朝着下巴的方向向上抬起。呼气之后可以暂停片刻，然后重复4～6次的呼吸。

变式：为了增强调节和改善消化的效果，可以增加"Matangi"手印。这种手印也可以增强人的自信心和自尊感。除了中指伸出以外，其他手指交叉，按照前面的步骤进行；或者采取舒适的坐姿，在肚脐上方做这个手印，手指向上指向下巴的方向。

调整动作：如果你想在这里得到"少即是多"的效果，那么这个恢复性的后弯动作还可能会触碰到一个点并放松身体的太阳神经丛能量中心。纵向放置一个瑜伽枕或者一张折叠好的瑜伽毯，然后坐在中间。向后躺下，让肩胛骨的底部边缘（大概是胸带线）正好放在支撑物上，头部和肩膀仍然接触地板。如果你喜欢，可以把一条毯子放在头部底下，或者将其卷起来放在脖子下面，双腿向外伸出。如果你感觉腰部承受不住，那么可以在脚踝下放一条卷好的毛巾或毯子，也可以放两块瑜伽砖，让双脚自由地悬在那里。双手做"Matangi"手印，1分钟之后，将双臂放在身体两侧休息。

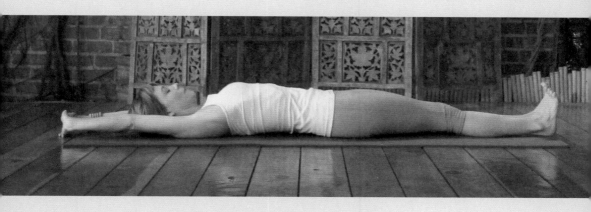

扎根

找到你的根源

当我们的生命力拥有清晰的渠道和流动的通路时，我们往往会处于最佳的状态。这些渠道的起源是基础，是牢固的根基，我们从这里开始，扩大并最终开出艳丽的花朵。随便想象一种植物，在它能够突破黑暗、接受阳光和空气、完成整个生命周期之前，必须用水和营养来滋养它的根部。我们也可以让自己扎根，通过专注于我们的信念，关心我们的家，用爱和关注而不是怨恨和恐惧来满足我们的基本生存需求。当你练习这个动作序列的时候，可以想象一粒种子在你的身体中扎了根，也可以想想那些为你提供灵感和安全感的事物。

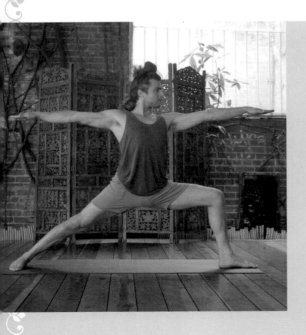

1. 战士Ⅱ式

按照第 100 页的动作指导进入战士Ⅱ式。激活腹部肌肉，保持 3 ~ 5 次呼吸的时间。然后吸气，身体向上抬起，将双手放在臀部休息。转动双脚，换另一边重复上述动作。

2. 马式和胜利呼吸法

这种体式没有统一的梵文术语，但可能除了大腿之外，你身体上应该没有什么地方会感觉到不对劲！从山式（见第 11 页）站立开始，将双手放在臀部，双脚向两侧分开（大约 1.25 米宽）。脚趾转向外侧并弯曲膝关节，直至大腿与地面平行或者接近平行。把尾椎骨尽可能地拉向地板，肚脐内收。手臂向上伸直，手掌朝向彼此。

保持这个姿势 30 秒到 1 分钟的时间，同时使用胜利呼吸法（见第 30 页）。通过鼻子吸气，同时轻轻地收缩喉咙，这样就能够发出"呼呼"的声音。用同样的方式呼气，仔细倾听那个声音。

将这个动作重复 3 次，中间可以以山式或者站立前屈式（见第 13 页）休息。

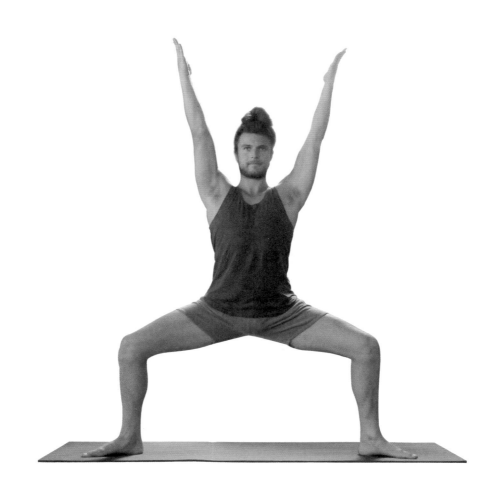

变式：如上所述，练习一组之后，你可能会希望动作有些变化。

将双手放在大腿上，手指向下。吸气，然后当你呼气的时候，身体扭到一边，看着那一边的肩膀，保持双腿的打开。然后再换另一边重复上述动作。

将左前臂或者右前臂放在大腿上，并将另一只手臂向上举过头顶，伸长躯干和这一侧的腰部。保持30秒的时间，然后换另一边重复上述动作。

下面这个变式需要髋关节非常灵活，所以请注意，并且放松，看看你的身体会产生什么样的反应。将一只手放在地板上，另一只手向天空的方向伸直，脸和躯干转向伸直的手臂的那一侧。保持这个姿势30秒的时间，然后换另一边重复上述动作。

3. 大地手印

以舒服的冥想姿势坐在地板上。然后将每只手的拇指和无名指放在一起。高高地坐起来，向两侧伸出双臂，双手手指触摸地板。想象一下你的脊柱在吸气时抬升，你的能量也随之升高（a）。呼气的时候，保持抬高的姿态，同时想象身体的每一部分都生出了根，扎在了地板上。当你更深入地与地球能量连接时，感受这种柔和的拖拽感。在这个姿势下进行5次呼吸，让它持续地滋养你。然后保持这个手印，双手掌心朝上放在双腿上（b）。再保持这个姿势1～3分钟的时间。

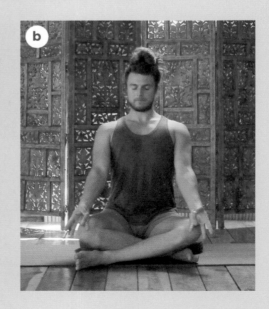

连接

感受生命力和爱

不难想象，无论我们有什么样的信仰，我们都共享同一个家园，也就是地球这颗行星，并且还会从共同的源泉获得灵感。和我们自身之外的事物联系在一起，就是在体验一种归属感和支持感，并且减少我们的孤独感。当我们看到生命力和爱的源泉能够贯穿一切生物的时候，我们能够意识到它也贯穿了我们。我们能够更清楚地看到，我们是基础的、普遍的，同时也是独特的。这个世界不仅是我们探索的地方，而且它的辉煌和壮丽也是我们自身的一部分。

1. 兔子式

这个体式激活了头顶能量中心，同时还能够缓解我们精神上的紧张感。

让我们从婴儿式（见第 14 页）开始——双手和双膝着地，肚脐内收，然后向后坐在脚后跟上。双臂向后，朝着双脚的方向伸展。前额放在地板上，同时下巴内收。双手向后，放在双脚两侧（a）。

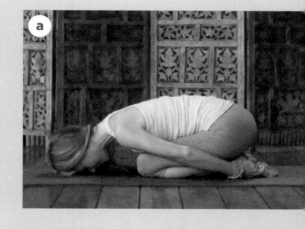

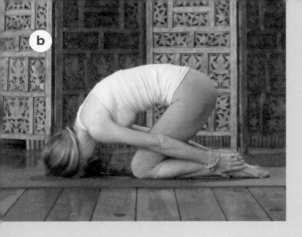

吸气的时候，拱起背部，绷紧腿部，同时向头顶的方向转动（b）。保持这个姿势3～5次呼吸的时间，然后向后转动，回到婴儿式休息。动作重复1～3次。

2. 最高启迪手印

双腿交叉，以简易坐式或者至善坐式（见第12页）坐到地板上，或者也可以坐在一把椅子上。将除了食指之外的其他所有手指相互交叉，同时将食指指向上方。双手手臂高举过头顶，从而使双手处于距离头顶数厘米的地方，手肘稍稍弯曲。你就像一个人肉占卜棒，

呼吸着宇宙的电能，将它的光亮带入自己的身体、头脑和精神。保持这个姿势1～3分钟的时间（a）。如果你感到手臂疲倦或者疼痛，又或者你感到极度的紧张，那么可以保持这个手印，并且将手印移到胸前肋骨的顶部（b）。

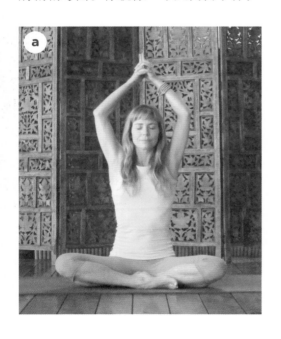

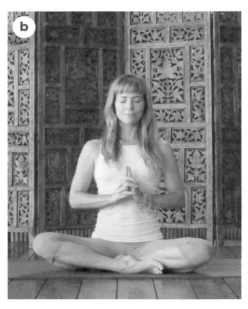

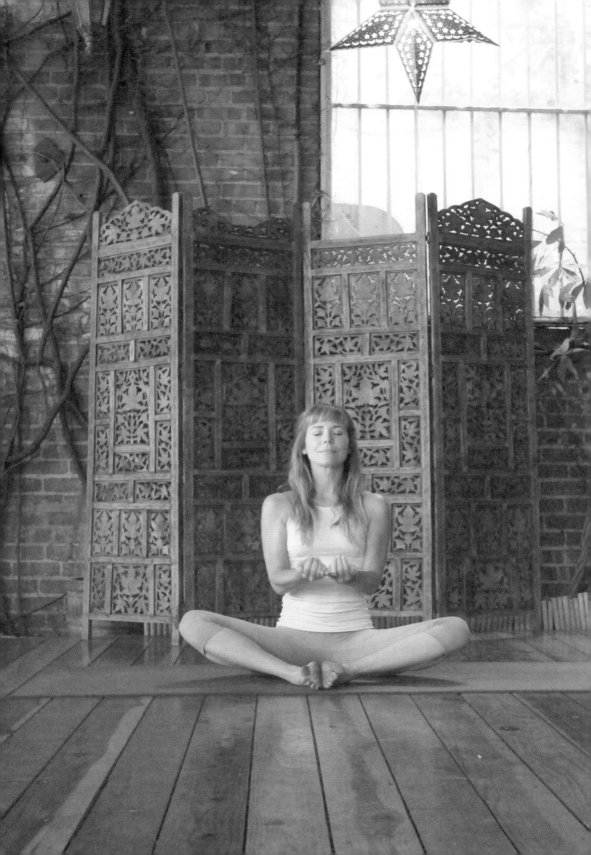

第4章 完整的迷你序列

针对每天的练习

这一部分提供了3个动作序列，分别用于早晨、中午和晚上，以便你能够进行日常练习，或者将它们列入自己最合适的日常安排。

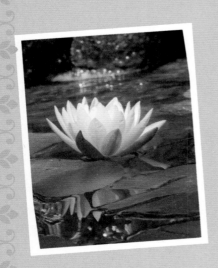

20分钟的晨间练习

唤醒和燃动！

尽管提前20分钟起床最初可能对你没有什么吸引力，但我相信，一旦你体验了这种活力四射的练习后，你就会在打盹儿之前脱离床的束缚。如果在一天的开始你目标明确、注意力集中，它将能够激励你好几小时，甚至有助于你在晚上睡得更好。

你可以从第3章的某一节中选择一个目标激励自己（比如信心），或者简单地选择一些你能想到的东西。例如它可能是"今天我会练习善良，并将其作为这一天的中心点。我会对自己、家人和朋友都非常友善和温柔，善待和我接触到的所有人"。一旦你为自己确定了一个意图，或者从第3章中选择了一个，就可以静静地坐着，领会这个意图，直到你感受到了，并与它的本质连接起来。在这一整天中你可以定时地回顾一下它。这一练习可以拥有非常强大的力量，它能够为你的一天创造一种积极和注意力集中的基调。

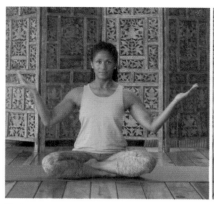 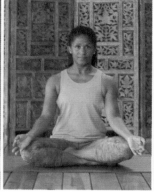

1 舒服地坐在地板或椅子上。将双手靠在大腿上休息，或者弯曲肘部，手臂向身体两侧伸出，且掌心朝上。制定今天的目标（见上页的方框部分）。练习10次胜利呼吸法（见第30页）：使用鼻子吸气，同时轻轻收缩喉咙，使得呼吸的时候产生"呼呼"的声音。用相同的方式呼气，并倾听这个声音。每次吸气的时候，将目标拉入自己的身体，并想象它进入了每一个细胞中。然后在呼气的时候，将其转化成能够支撑整个身体的能量。

2 进行3组圣光调息法和收束法（见第120~121页）。

3 进入婴儿式（见第14页），双脚大拇指并拢在一起，双膝分开，手臂向外伸展，在这个姿势下进行5次呼吸。

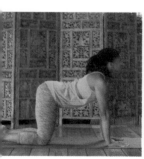 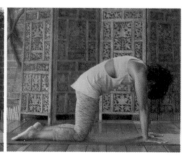 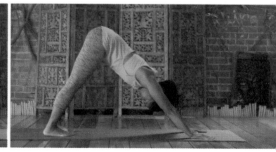

4 吸气，然后进入猫牛式（见第42～43页），并做5组。吸气，同时轻轻地弯曲背部，扩展胸腔；呼气，肚脐内收拉近脊柱，拱起背部。

5 从一个平躺的姿势开始，向上抬起身体进入下犬式（见第13页）。用脚向下扎根，保持臀部的提升和脚后跟的下沉。手指大大地展开并将整个手掌按向地板。保持这个姿势5次呼吸的时间。

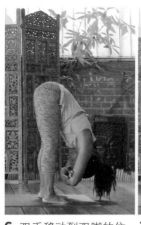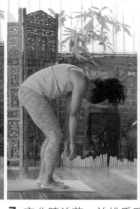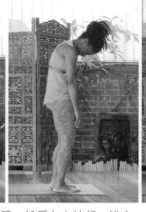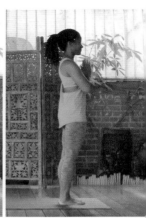

6 双手移动到双脚的位置，如果必要的话，可以将膝关节弯曲，进入站立前屈式（见第13页），双手抓住各自对侧的手肘，在这个姿势下进行3～5次呼吸。

7 弯曲膝关节，放松手臂，然后向上站起，进入山式（见第11页）。双手合十做祈祷姿势，在这个姿势下进行2～3次呼吸。

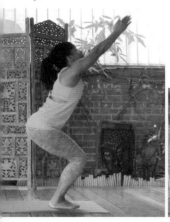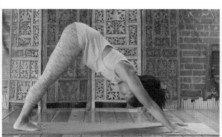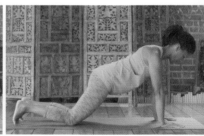

10 吸气，将双臂举过头顶；呼气，臀部、双膝和脚踝处弯曲，身体的后半部分向下坐，同时躯干向上伸长，进入幻椅式（见第77～78页）。保持手臂的活跃，并且和耳朵在一条直线上。保持这个姿势1～3次呼吸的时间。

11 双脚向后移动，进入下犬式（见第13页）。进行一次呼吸，然后可以直接向前进入平板支撑式（见第103～104页）。身体慢慢下降到地板上，或者先降低膝盖，然后下沉胸部，最后将下巴也落到地板上。

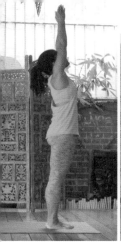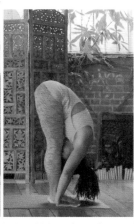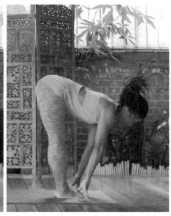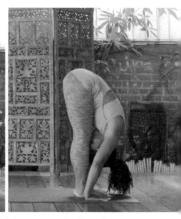

8 吸气，然后双臂从两侧向上举过头顶，掌心相互接触。呼气的时候，以臀部为轴折叠身体，双手向下放在地板上，进入站立前屈式。

9 吸气，胸部向上抬起，脊柱伸长，进入半站立前屈式。手臂应该是挺直的，双手与地板接触，或者放在小腿上。呼气，然后再次进入完全的体前屈式。

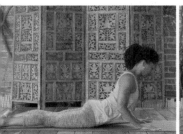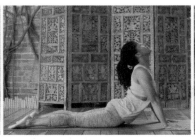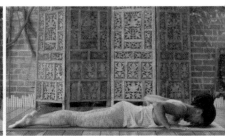

12 确保双手在肩部的正下方，手指指向前，肘部向后弯曲。用臀部和骨盆扎根，吸气，同时将上半身抬起，进入眼镜蛇式（见第 45 ~ 46 页）。本部分的动作进行 3 组，每次都是在吸气的时候抬升上半身，同时将双腿牢牢地贴在地板上，然后再慢慢地放下上半身。

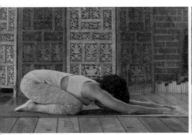 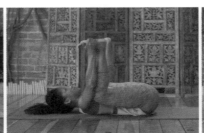 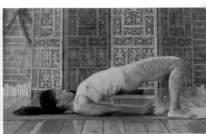

13 向后拉伸进入婴儿式（见第14页），进行 2 ~ 3 次呼吸。

14 后背着地，进入快乐婴儿式（见第 27 页）。双腿向上抬起，膝关节弯曲。双手抓住双脚或者脚踝，也可以是膝盖的后侧。在这个姿势下放松，进行 3 ~ 5 次呼吸。

15 双脚放到地板上，抬起臀部进入桥式（见第 62 页）。双手手指相互交叉，放在身体正下方，手臂伸直，保持这个姿势 3 ~ 5 次呼吸的时间。慢慢地下沉，从上背部开始，关节一个一个地与地板接触，直到下背部、最后整个后背全部放下，与地板相接触。

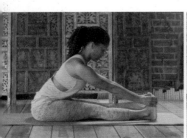 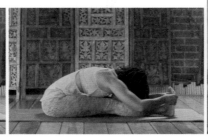

18 下一步，进入坐式的体前屈——向西伸展式（见第 66 ~ 67 页），并保持这个姿势 3 ~ 5 次呼吸的时间。

19 双腿盘起，进入简易坐式或者至善坐式（见第 12 页），或者选择其他舒服的坐姿，然后练习 9 组太阳呼吸法（见第 112 页）。

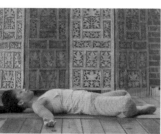 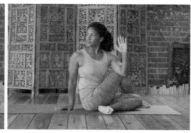 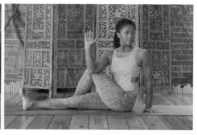

16 让双脚脚底并拢在一起，双膝向两侧张开，进入仰卧蝴蝶式（见第57～58页）。如果必要的话，可以在头部下方放一些较低的支撑物。在这个姿势下保持几次呼吸的时间，然后抱住双膝，将它们拉近胸腔。

17 坐起来进入坐姿扭转（鱼王式），并在身体两侧重复进行。首先双腿向前方伸出，进入手杖式（见第11页）。左腿放在地板上，膝关节弯曲，并将左脚放在靠近臀部右侧的位置。右腿在膝盖处弯曲，跨过左腿。右脚放在臀部左侧的周围。右手手臂伸向背部后侧，右手放在地板上。左手手臂向上伸出，然后弯曲手肘，钩住右膝盖。凝视右肩膀上方的位置，保持脊柱的抬升。你可以采用半鱼王式（见第66页），即保持第一条腿向身体前方伸直，同时脚掌回勾，而不是沿着地板弯曲。保持这个姿势3～5次呼吸的时间，然后换到另一侧进行。

20 躺下，进入摊尸式（见第15页）并保持几分钟的时间；或者保持坐姿，双手做黎明手印（乌莎斯手印，见第141页），进入冥想状态。在进入今天剩下的部分之前，享受这种放松警惕的时刻。

祝有精彩的一天！

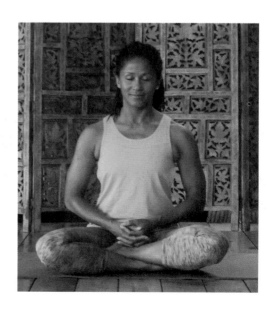

午间练习

重置和恢复

这个午间序列可以在你拥有的任何间歇或者休息的时间进行。如果你要在午餐时间练习，那么可以先练习，之后再吃午饭！确保你摄取了充足的水分。如果有条件，最好换一身比较舒适的衣服。

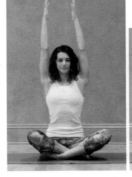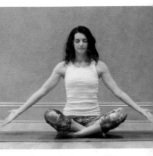

1 以简易坐式（见第12页）舒服地坐下，然后将手臂高举过头顶。短促地吸气3次，然后一次性地通过鼻子用力地呼出去。这是一种快速的三段式呼吸法（见第89页）。练习5组该呼吸法，并在最后一组用嘴巴呼气，然后将手臂放下。

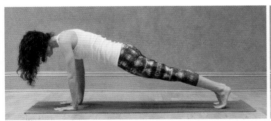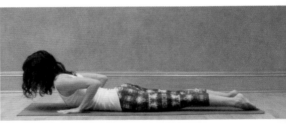

高平板式进入眼镜蛇式。

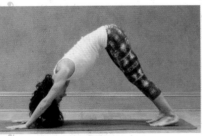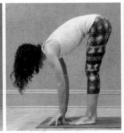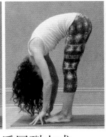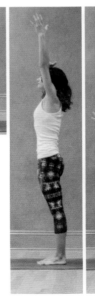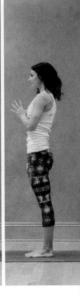

从下犬式来到半站立前屈式和站立前屈式，然后回到山式。

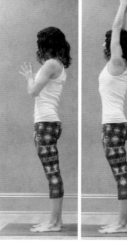
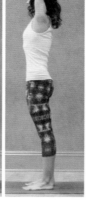

从山式来到站立前屈式，再进入半站立前屈式。

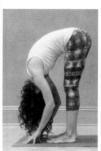
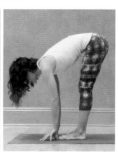

2 来到站立姿态，然后做5～10组拜日式A式（见第20～21页）。你可以选择从半站立前屈式到高平板式和眼镜蛇式，然后再进入下犬式，也可以选择低平板式和上犬式。

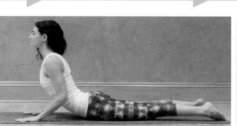

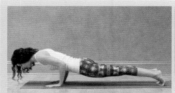
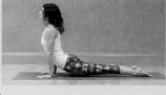

或者从低平板式进入上犬式。

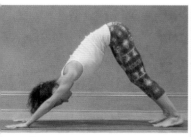
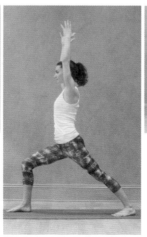

3 进入下犬式，然后将右腿向前迈一大步，进入战士 I 式（见第98～99页）。在这个姿势下进行3～5次呼吸，保持腿部的紧绷和稳固，双臂上举，充满能量。重新回到下犬式，然后换另一侧重复上述动作。

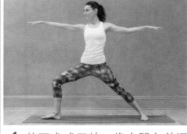

4 从下犬式开始，将右腿向前迈一大步，然后进入战士 II 式（见第100页）。放松肩膀，从心脏到指尖处伸展，并且将凝视点设置在右手中指的正上方。在这个姿势下进行3～5次呼吸，然后回到下犬式，换另一侧重复上述动作。

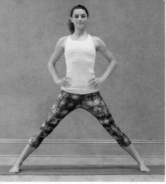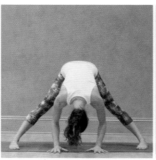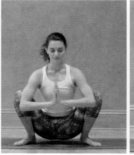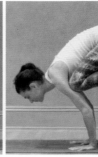

5 从左侧的战士 II 式开始，挺直左腿，然后转动双脚，使之彼此平行。将双手放在臀部，上半身向前折叠，进入三角前弯式（见第 60 ～ 61 页），在这个姿势下进行 5 次呼吸。

6 将身体的重量平均分布在双脚上，然后下蹲进入花环式（见第 50 页，带或不带手印）；或者弯曲手肘，抬高身体的后半部分，然后进入乌鸦式（见第 153 ～ 154 页）。不管是哪一种情况，都尽可能地保持舒适的呼吸。

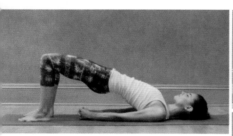

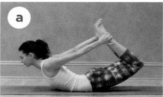

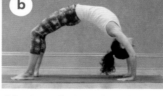

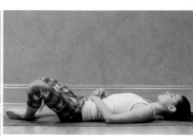

9 如果你正处于四脚板凳式，那么请向上提升到下犬式。双脚向前迈步站起，然后平躺在地板上。将双脚放在膝盖的正下方，手臂放在身体两侧。向上抬升进入桥式（见第 62 页），保持这个姿势 3 ～ 5 次呼吸的时间，然后放松。

10 如果你觉得备受鼓舞，那么可以使用弓式（见第 116 页）（a）或者轮式（见第 128 ～ 129 页）（b）做一个大幅度的后弯。只要你感觉比较舒服、能够平稳地呼吸，就可以继续保持这个体式。

11 放松，平躺在地板上进入仰卧蝴蝶式（见第 57 ～ 58 页），如果有可能的话，可以撤去支撑物。

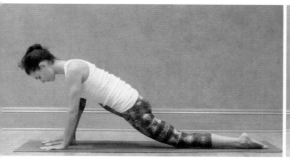

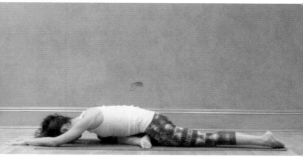

7 伸出左腿，并将膝盖放在地上，同时右脚放在弯曲的右膝的正下方，从而进入低位起跑式（见第68～69页）。在这个姿势下进行5次呼吸，然后右腿向后迈一步进入下犬式，或者进入四脚板凳式，并切换到另一侧重复上述动作。

8 从下犬式或者四脚板凳式开始，右腿向前迈一步进入单腿鸽王式（见第71页）。在这个姿势下保持3～5次呼吸，然后回到下犬式或者四脚板凳式，换另一侧重复。

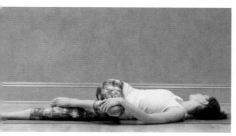

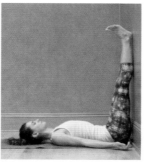

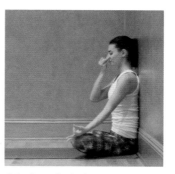

12 双臂抱住右膝盖，左腿挺直。左手带动右膝盖向左侧地面移动。同时右臂向外伸直，并将头向右侧扭转。保持这个姿势3～5次呼吸的时间，然后换另一侧重复上述动作。另一种选择是，将膝盖拉向胸部，然后转向一侧的地板上，手臂直接向肩膀两侧伸出，头部转向与膝盖相反的方向，在这个姿势下进行3～5次呼吸。然后转到另一侧重复。

13 使用摊尸式（见第15页），或者双腿沿墙上举式（见第32页）进行休息。

14 如果你喜欢，可以直接进入盘腿坐姿（简易坐式或者至善坐式，见第12页）进行坐式冥想。将大拇指、无名指和小指并拢在一起，并且伸长食指和中指，做生命手印（见第112页）。

15 最后，使用清理经络调息法（见第91页）进行5～10组呼吸，如果你愿意的话可以更久一些。

当你准备享受这一天剩下的时光的时候，请承认你为了自己和与自己接触的所有人而付出的努力。当你选择健康和幸福的生活方式时，你也会为整个世界带来光明，成为激励别人的榜样。

晚间练习

舒缓下来

这个动作序列非常适合消除身体和心灵的紧张，并为晚上舒服地睡上一觉做好准备。它可以在晚上的任何一个时间段进行，包括睡觉前的时间。这种做法的精髓是放弃当天没有完成的事情，释放所有的不满，饱含感激和满足。如果可能的话，可以穿上舒适的衣服，在较为昏暗的灯光下（可以是蜡烛！）练习。

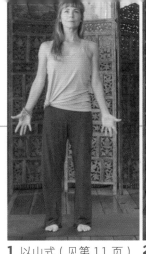

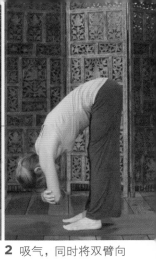

1 以山式（见第 11 页）站立，双眼睁开或闭上。想象你正站在绵绵细雨中，身体上的或精神上积累的像污垢一样的压力，都正在被水冲刷干净。放松肩膀和脸部，在这个姿势下进行 5 次缓慢的呼吸。

2 吸气，同时将双臂向上高举过头顶，然后呼气进入站立前屈式（见第 13 页）。双手抓住双肘，放松腹部，并感觉你的头逐渐变重，让这种重力帮助拉伸你的脖子。想象一下有柔软的雨点滴在你的腰部，在这个姿势下进行 5 次缓慢的呼吸。

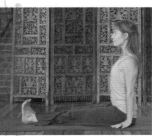

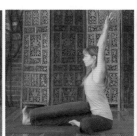

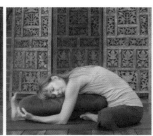

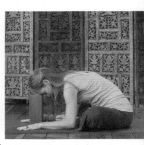

6 放松双臂，然后坐下来，双腿向身体的前方伸直，进入手杖式（见第 11 页）。将左腿拉回来，左脚靠近右大腿内侧。如果你手边有枕头或者瑜伽毯，那么可以把它们沿着右腿摆放。吸气，双臂高举过头顶。呼气的时候，将躯干稍微向右转动，然后向下放到腿上或者支撑物上，进入头碰膝式（见第 93 ~ 94 页）。如果有支撑物，那么可以将头部转向一边，进行 5 次呼吸。用双手缓缓地抬起身体。换另一侧重复上述动作。

7 将双脚脚底并拢，进入蝴蝶式（见第 70 页），身体向前折叠，并且将前额靠在瑜伽砖或者枕头上休息。保持这个姿势 5 次缓慢的呼吸时间。

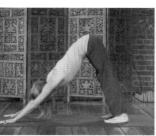 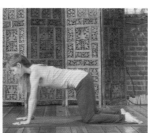 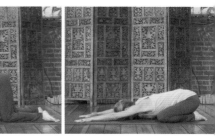

3 进入下犬式（见第 13 页），并且保持 5 次缓慢的呼吸。

4 膝盖向下与地板接触，进入四脚板凳式，然后将右手臂从左手臂下方穿过，进入侧面婴儿式（见第 44 页）。左手正好在左手肘的正下方，并且以后脑的右上部分为支点休息。保持这个姿势 3 ~ 5 次呼吸的时间，然后转换到另一侧重复上述动作。

5 回到四脚板凳式。双脚大脚趾相互并拢，双膝分开进入婴儿式（见第 14 页）。然后手指相互交叉，向肩胛骨和天空的方向抬起双手。在这个姿势下进行 3 ~ 5 次呼吸，注意下巴内收。

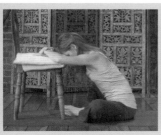 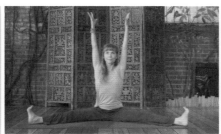 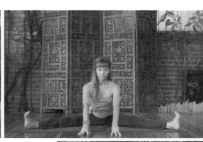 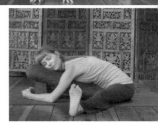

步骤 7 的变式：将双脚脚底并拢，进入蝴蝶式，身体向前折叠，并且将前额靠在一张卷起的瑜伽毯或者一把椅子上。两前臂放在瑜伽毯上休息，在这个姿势下进行 5 次缓慢的呼吸。

8 双腿向身体两侧伸出，来到坐角式，同时手臂向上高举过头顶，伸长脊柱。用力向下按压双腿，呼气的时候，双手向下放到地板上（右上图）。或者可以借助一个支撑在瑜伽砖上的枕头，将躯干放在支撑物上（右图）。头部转向一边，或者将额头放在前臂上。在这个姿势下进行 5 次呼吸。

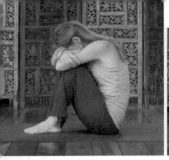 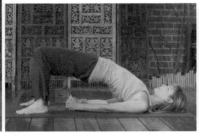 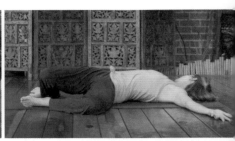

9 双手握住膝盖后方，弯曲膝关节，将双腿抬起，然后使双脚、双膝彼此靠拢。前臂相互交叉放在膝盖上，并将额头靠在膝盖上休息，进入圣哲式。放松脸和眼睛，想象你的意识在不断地柔软和融化，同时注意呼吸。当你感觉准备好了的时候，抬起头，然后向后用背部慢慢地滚动，使用核心肌肉来缓解下沉时的紧张感。

10 当你躺在地板上，双脚在膝盖正下方的时候，可以用双臂压向地板，抬起臀部，进入桥式（见第 62 页）。在这个姿势下进行 5 次呼吸，同时打开心扉，真诚地欣赏这一天，并且以自己做出的所有努力为荣，这样你就可以对自己敞开心扉，带着对自己的满意结束这一天了！

11 躺下，将双脚放回到原来的位置，然后把两个膝盖都向左侧扭转放下。而头部向右侧转动，手臂向两侧伸出。请务必保持双脚之间留有空间，以便进行仰卧式的扭转。在这个姿势下进行 3 ~ 5 次简单的呼吸，然后换另一侧重复上述动作。

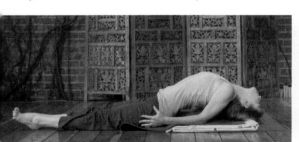 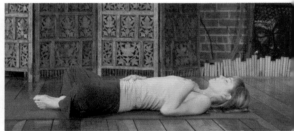

13 从平躺的姿势开始，用前臂按压地面，从而抬起胸部进入鱼式，在这个过程中允许头部向后仰，直到头顶接触到地板为止。保持腿部的紧绷和灵活。如果这个动作让你感觉很不舒服，那么可以尝试进入支撑鱼式（见第 38 页）。3 ~ 5 次呼吸之后，放松整个身体。

14 双脚脚底并拢，进入仰卧蝴蝶式（见第 57 ~ 58 页），可以去掉支撑物。将一只手放在心脏的位置，另一只手放在腹部。默默在心中数数，吸气的过程中数 4 个数，呼气的过程中数 7 个数。如果这对你来说有点困难，可以在吸气的时候数 2 个数，呼气的时候数 5 个数。将这个循环重复 5 ~ 10 次，或者只要你喜欢，多长时间都行。如果有必要的话，你可以在膝盖下面放一些支撑物；或者如果你喜欢，可以将双腿向外伸直。

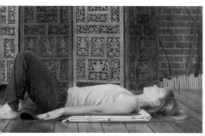
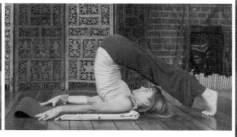
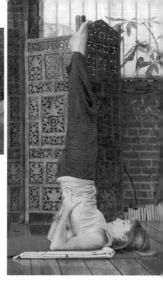

12 如果你愿意，可以通过犁式进入肩倒立式（见第 37 ~ 38 页），或者你也可以直接跳到仰卧蝴蝶式。一旦进入肩倒立式，注意要尽量保持肘部和肩膀在一条直线上，保持腹部的激活。然后向下巴的方向抬起胸部，注意给头后部施加适度的压力即可。放松脸部和喉咙，进行 1 ~ 3 分钟的自然呼吸。要想结束这个动作，你可以弯曲膝关节，缓慢地滚动并坐起，从脊柱顶部开始、一直到脊柱底部离开地板结束。

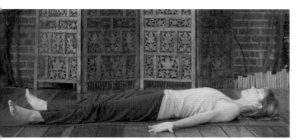

15 以摊尸式（见第 15 页）结束，你可以平躺，也可以在膝盖下方放置一个枕头或者毯子来抬高双腿。另一种选择则是腹部紧贴地板俯卧，进入鳄鱼式（见第 59 页），脚后跟内收，脚趾向外伸展。在鳄鱼式中，你还可以将枕头或者毯子放在骨盆和臀部下方，来获得额外的下背部的放松，促进消化系统的运转。双臂交叉，然后把头部放到手臂上。

　　当你在最后的姿势上休息的时候，让这一天的一切都变得平和。请记住，当你准备睡觉的时候，也是重生和刷新自我的时候。你能够做到的最有成效和最健康的事情，就是让自己按下"暂停"的按钮。如果你发现自己的头脑很活跃，那就将思绪引导到那些让你感到安慰或者特别愉快的时刻。将你的注意力从那些刺激或不安的事情中解放出来，而不要试图在这个时候去完成或解决任何的事情。让呼吸舒缓下来，就像你为自己谱写了一首摇篮曲一样。

延伸阅读

　　以下是本书中涉及的我非常有感觉的一些伟大并且内容丰富的图书。它们也经常影响和塑造着我的教学旅程。这本来应该成为一张充满着灵感和信息的无尽的列表，然而我已将它们融合在了本书的字里行间，来提供给你最直接的资源。

Pocketful of Miracles by Joan Borysenko (Warner Books, 1994)

Mudras: Yoga in Your Hands by Gertrud Hirschi (Red Wheel/Weiser, 2016)

Light on Yoga by B. K. S. Iyengar (Schocken Books, 1979)

Yoga: The Path to Holistic Health by B. K. S. Iyengar (Dorling Kindersley, 2014)

Healing Mudras: Yoga for Your Hands by Sabrina Mesko (The Ballantine Publishing Group, 2000)

The Anatomy of the Spirit by Caroline Myss (Three Rivers Press, 1996)

The Yoga Sutras of Patanjali by Sri Swami Satchidananda (Integral Yoga Publications, 1999)

The Book of Chakras by Ambika Wauters (Quarto Publishing, 2002)

Yoga Beyond Belief by Ganga White (North Atlantic Books, 2007)

The 7 Secrets of Sound Healing by Jonathan Goldman (Hay House, 2008)

The Divine Name: The Sound that Can Change the World by Jonathan Goldman (Hay House, 2010)

Healing Sounds: The Power of Harmonics by Jonathan Goldman (Healing Arts Press, 2002)

Shifting Frequencies: Sounds for Vibratory Activation by Jonathan Goldman (Light Technology Publications, 1998)

Tantra of Sound by Jonathan Goldman and Andi Goldman (Hampton Road Publications, 2005)

索 引

致　谢

这本书是许多人努力的结晶。当我怀孕生产的时候，我被我的亲人和医生们包围着。怀孕后我有过兴奋，感受到被支持，能够掌控自己的工作和生活，感到放松，也有过快乐，当然还能感到一丝恐惧！其实这本书的"出生"也是一样的。在这里表达我对那些为这本书付出过努力的人的感谢，比写这本书要艰难得多！我到底要将我的双臂伸多长，才能将他们一一拥抱？很有可能我完全没有把握写好这本书，但完美不是目标，或者说完美不应该是我们的目标；相反，最好的愿望和真实而又深刻的感谢，才是我真正想送给在本书"出生"的过程中，那些曾执手引导我的人的。

让我们首先向瑜伽自身的传统深深地鞠一躬。瑜伽拥有非常悠久的历史，所有的专家、老师和指导者都在保护它、分享它、不断地练习它，才能使它在今日变得比以往任何时候都更加活跃和充满活力。在这里，请让我把那些曾经指导过我的专家和老师补充进去，他们受到前人榜样的启发、鼓励和引导，才能让我跟随着他们的脚步前进。他们是（以在我的生活中出现的先后顺序排列）：大卫和沙龙·甘农、甘加·怀特和特雷·西富、弗兰克·怀特、史蒂夫·沃尔特、保罗·卡瓦尼斯、安娜·福雷斯特和马拉·阿普特。还有更多的人，我虽然是借助书本来向他们学习的，但有幸获得了第一手经验。然后我要感谢和致敬我的工作室的老师们，他们每天都以他们的奉献精神、专业知识、激情和慷慨的人格魅力激励着我。

我要深深地感谢由责任编辑克莉丝汀·皮德卡梅尼创办的 CICO 书籍出版社。通过神圣的灵感联结，克莉丝汀向我伸出了双手，并与可爱的辛迪·理查兹一起，为我提供了这个千载难逢的机会。克莉丝汀和我讨论了许多关于瑜伽的事情和本书的精髓，她的灵感贯穿于本书始终。感谢辛迪，拥有一双为真理和美丽而专门"设计"的、万无一失的眼睛，一步一步地指导和塑造着整个出版过程。感谢 CICO 的卡梅尔·爱德蒙兹，我非常敬佩她的编辑才华，无论是最细微的细节还是最宏伟的概念；同时，我也敬佩她那积极欢快和温柔的作风，她总能非常巧妙地削减我的文字，让我的文字保持高度凝练。感谢马里昂·保罗，他凭借敏锐的眼睛和对瑜伽敏锐的认知修正了书中的许多错误，并且提出了很好的问题，确保这本书的表达不会像扭扭乐一样别扭！杰夫·鲍林、萨莉·鲍威尔和凯瑞·刘易斯，非常感谢你们给本书设计了那么多的体式和文字排序方案，从而创造出了这么美丽而整洁的图书！

一大波感谢送给我的经纪人卡里·斯图尔特和她在 ICM 工作的助手帕特里克·莫莉，他们让这本书的出版过程变得更加美妙，并且给了我充裕的写作时间。

我必须要给埃里卡·弗洛雷斯（一位非常杰出的摄影师）一个大大的爱的拥抱，他在成千上万的梵文名字中跋涉，与我一起上山下海，并且总是微笑着，为这个过程带来了满满的爱。我也非常感谢本书中的"模特"们，他们都是我工作室的员工，也是最最可爱的人，他们是莎娜·吉尔菲斯、帕佩·斯佩里、乔拉·恩德雷斯、班尼·特平，还有约翰尼·亚松森。同时也特别感谢迦勒、弗兰克、六月、帕米拉、加布、蒲甘明、威尔、昆因、汤姆和妮可，这些爱我、支持我的人们。我也十分感谢我的妹妹布列塔尼，我的兄弟德鲁和我的继父戴夫，因为他们总能使我感到自己所向披靡。最后，我要把爱意传递到我的狗狗所在的天堂——给我的写作伙伴玛蒂，虽然它不会看到这本书的出版，但在这整个过程中，它每天都与我同在。